걸을수록 뇌가 젊어진다

걸을수록 뇌가 젊어진다

오시마 기요시 지음 | 황소연 옮김

걸으면
인생이
즐겁다!

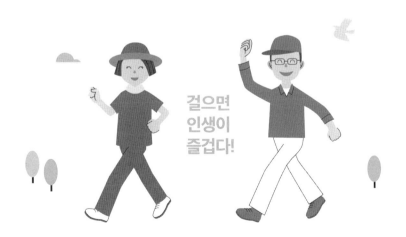

전나무숲

걷기가 뇌를 살린다

즐겁게 걸으면 나이가 들어도 뇌가 늙지 않는다. 따라서 매일 걷기를 실천하는 사람은 늘 젊게 살 수 있다.

이 책은 걷기가 뇌에 좋은 이유를 뇌과학에 입각해 밝히고자 한다. 그렇다고 어려운 학설이나 이론을 지루하게 늘어놓겠다는 것은 아니다. 다만, 뇌와 걷기의 찰떡궁합을 이해하려면 먼저 뇌의 구조를 알아야 한다.

그래서 여기에서는 뇌를 속이 꽉 찬 만두에 비유해서 뇌의 구조를 쉽게 풀어 설명하고자 한다.

그 다음은 본격적인 걷기 예찬론이 이어진다. 걸으면 왜 기분이 좋아지는지, 걷기가 왜 치매 예방에 도움이 되는지, 걷기의 고마움을 다 같이 느껴 보는 시간이 되었으면 한다.

나이는 숫자에 불과하다는 것이 나의 지론이다. 젊음이란 단지 나이가 많고 적음을 뜻하는 것이 아니다. 20대 청년이지만 안주하는 삶을 좇는 사람이 있는가 하면, 60대 노인이지만 다양한 분

야에 호기심을 갖고 하루를 활기차게 보내는 사람이 있다. 요컨대 나이가 젊음을 대변해 주지는 않는다. 뇌가 젊어야 진짜 청년이다. 뇌 나이가 젊은 사람은 몸도 마음도 젊다.

뇌가 젊으니까 활기차게 행동하고, 활기차게 행동하니까 뇌가 젊어진다. 젊음의 선순환이 자연스럽게 이루어진다. 당신이 건강한 두 다리로 걷는 순간에 선순환은 생성된다. 다리가 걷기 시작하면 뇌도 덩달아 활동을 개시한다. 뇌가 씽씽 달리기 시작하면 두 다리는 더 신나게 걷고 싶어 한다. 자전거를 탈 때 첫 고비만 넘기면 페달을 밟는 즐거움을 만끽할 수 있듯이, 걷기도 일단 첫 걸음을 내딛기 시작하면 한없이 즐거워진다.

이를 대뇌생리학에서는 뇌의 '보상 행동'이라고 하는데, 우리의 뇌는 기쁘고 즐거웠던 일을 기억해 두었다가 이를 반복하고자 하는 특징이 있다.

'신나게 더 재미있게'를 외치면서 더 큰 기쁨을 추구한다.

이와 같은 과정을 되풀이하는 동안에 뇌가 싱싱해지고 육체가 쌩쌩해진다. 인간의 뇌는 쓰면 쓸수록 활발하게 움직이고, 긍정적·적극적으로 사고한다. 뇌의 이와 같은 활동에 주목한다면, 걷기가 더 즐거워질 것이다.

걷기의 첫걸음은 즐거운 마음으로 걷는 것이다.
그럼 어떻게 하면 즐겁게 걸을 수 있을까?
지금부터 그 방법을 함께 모색하도록 하자.
내 취미는 '걷기'다. 걷는 즐거움은 걸어 보지 않으면 모른다. 머릿속으로 아무리 상상해도 직접 걸어 보지 않으면 즐거움을 느낄 수 없다.
매일매일 걷는 즐거움을 만끽하며 사는 여든 먹은 청춘의 이야기를 읽고, '어디 나도 한 번 걸어 볼까' 하며 운동화 끈을 질끈 동여맨다면, 필자로서 그보다 더 큰 기쁨은 없을 것이다.

_오시마 기요시

제 2장

마음의 평정심을 찾아주는
걷기 습관

제3장

창조력을 높여주는
창의적 걷기

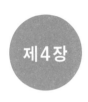

제4장

감성을 자극하는
사계절 걷기

제5장

몸도 마음도 즐거운
행복한 걷기

제1장

뇌를 활성시키는
걷기의 힘

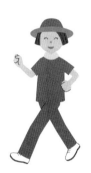

걷는 즐거움에 눈뜨면,
하루라도 걷지 않으면 발병난다.

– 오시마 기요시

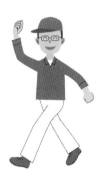

걷기는
인간의
쾌감이다

★　　싱싱한 젊음을 마다하는 사람은 이 세상에 단 한 명도 없을 것이다. 젊게 산다는 것은 건강한 육체, 생동감 넘치는 두뇌 활동 상태를 의미한다. 어느 한쪽에 탈이 나도 진정으로 '젊다'고 할 수 없다. 몸과 마음이 모두 건강해야 젊게 살 수 있다.

그렇다면 뇌와 육체의 건강을 균형 있게 유지하려면 어떻게 해야 할까?

나는 '걷기'를 강력하게 추천하고 싶다.

그런데 내가 걷기를 권하면, 대부분의 사람들은 "건강이 무엇보다 중요하다는 말씀이시죠?" 하며 걷기를 육체의 건강에만 결부시킨다. 걷기는 심폐 지구력을 강화하고, 각종 성인병을 예방하며, 체중 감량에도 큰 효과가 있다는 사실은 알지만, 걸으면 뇌가 건강해진다는 사실은 잘 모르는 듯하다.

실제로 많은 사람들은 몸을 움직이는 일과 머리를 쓰는 일을 별개의 행위로 생각한다. 극단적인 이야기일지는 모르지만, 수영이나 조깅을 하면서 건강을 챙기고, 독서와 사색을 통해 두뇌를 단련하는 것이 균형 있는 심신 단련법이라고 믿는 사람이 많다.

물론 수영을 하고 독서를 하면 몸과 마음을 토실토실 살찌울 수 있다. 하지만 수영을 하고 독서를 해야만 젊음을 유지할 수 있는 것은 아니다.

내가 권하는 방법은 엄청난 시간과 돈을 투자하지 않아도 된다. 걸으면 된다. 좀 더 정확하게 말하면, 의식해서 걸으면 된다.

의식해서 걸으면 육체 건강과 두뇌 건강이라는 두 마리 토끼를 모두 잡을 수 있다.

걷기가 몸과 뇌에 두루두루 좋은 이유는 무엇일까?

대뇌생리학의 관점에서 답을 구한다면, 과학적인 근거에 바탕을 둔 이론을 얼마든지 댈 수 있다. 하지만 제1장에서는 걷기와 두뇌의 활성화의 상관관계를 알기 쉽게 풀어 쓰고자 한다. 나는 복잡한 이론보다 인간의 직감을 소중히 여기고 싶다.

혹시 당신은 이런 경험을 한 적이 없는가?

걷는 동안에 자기도 모르는 사이 기분이 한결 좋아졌던 경험!

무거웠던 마음이 발걸음과 함께 가벼워졌던 경험은?

그때 당신이 맛보았던 '왠지 기분 좋은 느낌'을 나는 이 책에서 일깨워 주고 싶다.

걷는 순간 밀려오는 상쾌함이나 설레는 쾌감은 우리의 뇌가 기쁨을 만끽하고 있다는 증거다. 이런 쾌감은 인간만이 향유할 수 있는 특권이다.

애완견을 데리고 산책을 나가면 강아지가 기분 좋다는 듯 살랑살랑 꼬리를 흔들며 걷는다. 하지만 강아지가 느끼는 쾌감은 인간이 느끼는 쾌감과는 완전히 다른 것이다.

두 발을 움직여 걷는 순간, 뇌는 참된 기쁨을 맛본다.

이 기쁨을 감지할 수 있는 사람은 뇌의 신호를 감지하고 뇌와 대화를 나눌 수 있는 사람이다. 뇌를 젊게 가꾼다는 것은 자신의 뇌와 끊임없이 대화를 나눈다는 뜻이다.

의식해서 걷는다는 것은 바로 이런 것이다.

걷기와 설렘에는 공통점이 있다

★ 　　사랑을 하면 예뻐진다는 말이 있다. 누군가를 좋아할 때 '찌리리' 전해지는 가슴 떨림은 나이에 상관없이 꼭 필요한 감정이다. 사랑을 할 때 느끼는 설렘이 뇌를 자극해 생활에 활력을 불어넣어 주기 때문이다.

사랑하는 대상이 꼭 사람이 아니어도 상관없다. 자연이든 취미든 무엇이든 좋다. 설렘 그 자체가 젊음의 묘약인 것이다.

"그런데 걷기와 설레는 감정 사이에는 어떤 공통점이 있는 거죠?"

걷기도 가슴 떨림도 뇌의 광범위한 영역을 사용한다. 즉 걸을 때 느끼는 쾌감과 사랑할 때 느끼는 떨림은 뇌의 광범위한 영역을 사용한다는 점에서 공통점을 갖고 있다.

그렇다면 이와 같은 공통분모를 가질 수 있는 근거는 무엇일까?

조금 과장되게 말한다면, 걷기와 설렘은 모두 인간의 진화와 밀접한 관계를 맺고 있다. 호랑이 담배 피던 시절, 우리의 조상은 직립 보행을 하고, 가슴 떨리는 사랑을 하면서 뇌를 진화시켜 왔다.

그럼, 여기에서 잠시 인간의 뇌에 관해 이야기를 해볼까 한다. 걷기와 사랑이 뇌를 싱싱하게 한다는 근거를 밝히려면 뇌의 구조를 먼저 파악하지 않으면 안 된다.

인간의 뇌는 안쪽에서 바깥쪽으로 3개의 층을 이루고 있다. 만두를 예로 들어보자. 인간의 뇌를 속이 꽉 찬 만두라고 상상해 보시라. 만두 중에서도 소는 별로 없고, 엄청 두꺼운 두 장의 만두피로 이루어진 만두가 바로 우리의 뇌다. 이때 크기나 비율은 접어두고 이미지만 상상해 주기 바란다.

그 만두를 세로로 이등분해서 자른다. 안에는 만두소가 들어 있고, 그 주위를 만두피가 감싸고 있다. 가장 바깥쪽에는 또 한 장의 만두피, 즉 얇은 표피가 덮여 있다. 중심인 만두소 부분은 모든 척추동물에게서 볼 수 있는 뇌간이라고 부르는 부위다. 뇌간은 호흡과 소화, 순환계 및 생식계 등 가장 기본적인 생명 활동을 관장하고 있다.

이 만두소를 에워싸고 있는 만두피를 대뇌변연계라고 한다. 이 역시 모든 척추동물이 갖추고 있는 부위로, 살아가기 위해 필요한

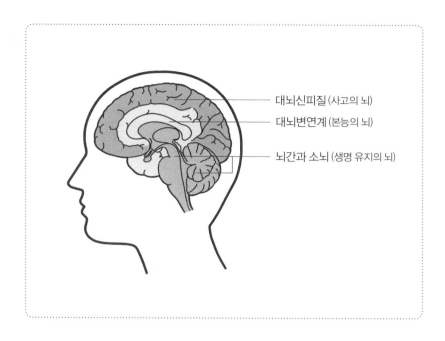

대뇌신피질 (사고의 뇌)

대뇌변연계 (본능의 뇌)

뇌간과 소뇌 (생명 유지의 뇌)

본능을 관할하고 있다. '식욕·성욕·수면욕'이라는 동물의 3대 본능은 대뇌변연계의 지배를 받는다.

대뇌변연계를 덮고 있는 가장 바깥쪽 표피는 대뇌신피질이라고 한다. 대뇌신피질의 두께는 약 2.5밀리미터밖에 되지 않는다. 무수히 많은 주름이 잡혀 있는데, 그 주름을 보기 좋게 펼치면 신문지 한 장 정도의 면적이 된다.

이와 같은 뇌의 3층 구조는 뇌의 진화 과정을 보여 주고 있다. 요컨대, 동물은 안쪽에서 바깥쪽으로 뇌를 에워싸며 진화해 왔다. 그리고 가장 바깥쪽의 대뇌신피질이야말로 인류가 수백만 년 동안 켜켜이 쌓아온 진화의 결실이다.

대뇌변연계에서 솟구치는 단순한 성 충동을 대뇌신피질에서 사

랑이라는 고차원적인 감정으로 승화시키는 것이다. 또 쾌감·불쾌
감이라는 단순한 감정을 창조적인 사고로 승화시키는 것도 대뇌
신피질이 수행하는 역할이다.

생명 활동과 관련된 뇌간을 에워싸는 것은 '본능의 뇌'인 대뇌
변연계이고, 대뇌변연계를 둘러싸고 있는 것은 '사고하는 뇌'인 대
뇌신피질이다. 이것이 뇌의 진화 과정이다.

걸을 때 느껴지는 동물로서의 쾌감은 뇌간을 통과해, 대뇌변연
계에서 대뇌신피질에 도달한다. 사랑도 마찬가지다. 생명 활동을
영위하는 동안 무의식적으로 생기는 식욕과 성욕, 그리고 무리를
이루려는 욕구가 바탕이 되어 대뇌변연계의 본능 부분을 자극한
다. 이 본능을 대뇌신피질이 통제하면서 희망과 설렘 혹은 예술적
인 창조성으로 발전시켜 나가는 것이다.

이렇듯 걷기와 사랑을 할 때 느끼는 감정은 뇌의 다양한 부분
을 자극하면서 뇌가 고차원적인 활동을 하도록 한다. 끊임없이 두
뇌를 단련하고 있는 것이다.

걷기는
끊임없이
뇌를 자극한다

★   걸으면 몸과 뇌가 두루두루 건강해지는 이유는 무엇일까? 우리 눈에는 단순하게 보여도 두 발로 서서 걷는다는 것은 대단한 일이다.

갓난아기를 보면 처음에는 엉금엉금 기어다닌다. 그러다가 가까스로 서게 되고, 뒤뚱뒤뚱 걸음마를 배우게 되는데, 아기가 아장아장 걷기까지는 꽤 오랜 시간이 걸린다. 보행이 가능하기 위해서는 다리 근육도 발달해야 하지만, 두 다리로 균형 있게 걸을 수 있게끔 지시하는 뇌의 회로 설계가 필요하다.

아기의 뇌는 인간의 진화 과정을 그대로 밟으며 성장한다. 우선 생명을 영위하는 데 꼭 필요한 뇌간과 함께 다양한 본능을 관장하는 대뇌변연계가 먼저 발달한다. 그 다음에는 이 신경회로들이 하나둘씩 이어져서 진지한 사고가 가능해지고, 자신의 의지를 표현하는 대뇌신피질이 서서히 자리 잡기 시작한다. 대뇌신피질은 사령탑의 위치에 서서 본능의 뇌인 대뇌변연계를 조금씩 통제할 수 있게 된다.

대뇌신피질이 자리를 잡기 시작해야 비로소 아기는 한 걸음 두 걸음 걸음마를 뗄 수 있다. 이후 대뇌신피질의 기능이 완벽하게 갖추어지면, 걷는 속도를 자유롭게 조절하면서 자연스러운 보행이 가능해진다.

간단하게 대뇌신피질이라는 한마디 말로 설명했지만, 대뇌신피질도 그 기능에 따라 여러 부위로 나눌 수 있다.

대뇌신피질의 다양한 영역을 총괄하고 있는 곳은 전두연합령으로, 전두연합령은 지(知)의 사령탑이라고 할 수 있다. 각각의 영역에서 보내온 수많은 정보를 통합하고, 의지나 행동을 결정하는 곳이 바로 전두연합령이다.

인간의 뇌는 복잡한 네트워크가 서로 얽히고설키어서 제 구실을 하게 되는 것이다. 이때 뇌가 젊다는 것은 대뇌신피질의 네트워크가 활발하게 기능한다는 뜻이다.

그럼, 이와 같은 뇌의 구조를 염두에 두고 인간의 보행을 다시 생각해 보자.

우리는 무의식적으로 걷고 있지만, 한 걸음을 내디딜 때마다 엄청난 정보가 다리 근육에서 신경을 통해 대뇌신피질의 운동을 관장하는 감각령에 도달한다. 뇌로 향하는 정보 전달은 그 속도를 가늠할 수 없을 정도로 신속하게 진행된다. 두 발로 걷는 동안, 뇌와 다리 사이에서는 복잡한 신호 교환이 쉴 새 없이 이루어지고 있다.

한 걸음을 걷더라도 자신의 다리가 어떻게 움직이고 있는지, 몸의 전체적인 균형을 생각하며 걷고 있는지, 노면은 안전한지, 경사도는 어떤지 등등의 정보가 순식간에 뇌에 도달하고, 정보를 받아들인 뇌는 실시간으로 다리에 지시를 내리면서 다음 동작으로 이어진다.

또한 사람이 걷기 위해서는 눈으로 보고, 손을 흔들며 균형을 취하고, 피부로 공기의 온도를 느끼고, 코로 냄새를 맡으면서 온몸의 감각을 총동원해야 한다. 이런 모든 정보가 대뇌신피질에 전달되는 것이다.

생각해 보면 한 걸음씩 발을 내디딜 때마다 이렇듯 복잡한 과정을 거쳐야 우리는 비로소 걸을 수 있게 되는 것이다. 이때 받아들이는 다양한 자극이 뇌를 활성화시키는 주역이다.

걷다가 바나나 껍질을 잘못 밟아 미끄러지거나 발을 헛디뎌 넘어졌을 때가 아니면, 우리는 뇌의 존재를 특별히 의식하지 않는다. 뇌는 일하지 않고 단지 다리만 움직인다고 생각한다.

하지만 걷는 동안에 우리의 뇌는 끊임없이 움직인다. 바로 이것이 걸으면 뇌 나이가 젊어지는 이유다.

걷기는
수학보다 더
지적인 활동이다

★　　　당신은 영어 문장을 외우거나 어려운 수학 문제를 풀 때만 머리를 쓰고 있다고 혹 오해하고 있지는 않은가?

물론 책상 앞에 앉아서 복잡한 수학 문제를 풀 때, 지의 사령탑인 전두연합령은 쉴 새 없이 움직인다. 그러나 이와 마찬가지로 우리가 걸을 때도 전두연합령은 활발하게 움직인다. 뇌를 폭넓게 사용한다는 관점에서 본다면, 수학 공부를 할 때보다 오히려 걸을 때가 두뇌 계발에 더 효과적이라고 할 수 있다.

이처럼 걷기는 지적인 활동이다.

따라서 건망증이 심해졌다고 불안해하기 전에 우선 걸어라. 몸이 건강해지고 뇌가 건강해진다. 몸을 사용하지 않으면 근육이

굳는 것과 마찬가지로 우리의 뇌도 쓰지 않으면 딱딱하게 굳어 버린다.

인간의 뇌는 네트워크로 움직인다. 뇌를 쓰지 않으면 신경 회로망에 불이 꺼지지만, 뇌를 쓰면 꺼진 회로망에 다시 불이 켜진다. 네트워크가 활발하게 활동을 개시하면, 잃어버린 것을 학습해서 다시 기억할 수 있고, 새로운 지식을 머릿속에 안전하게 저장할 수 있다.

뇌는 쓰지 않으면 그 기능이 점점 퇴화된다. 뇌의 신경세포가 죽어서 신경망의 전원이 꺼진다. 이와 같은 전원 오프 상태에서 건망증이 생긴다.

하지만 뇌를 쓰면 새로운 신경망이 구축되어서 새로운 네트워크가 형성된다. 신경 회로망에 반짝 불이 켜지는 것이다.

그렇다면 어떻게 하면 신경 회로망을 자극해서 불을 환하게 밝힐 수 있을까?

최고의 방법은 바로 걷는 것이다.

걸으면 뇌에 불이 반짝반짝 켜진다. 깜박하는 횟수가 줄어들고, 까마귀 고기를 먹었다 하더라도 '다시 기억하면 되지!' 하며 자신감이 솟는다.

자신감, 바로 이것이 포인트다. 걷는 동안 적극적인 마음가짐과 함께 하고자 하는 의욕이 솟는다. 몇 시간 동안 머리에 쥐가 나게 하던 수학 문제가 잠깐 동안의 산책으로 스르르 풀리는 경우가 있다. 걷기의 힘이다.

이것도 할 수 없고 저것도 할 수 없다고 포기했던 부분들이 걷는 동안 어느덧 이것도 할 수 있고 저것도 할 수 있다는 마음으로 바뀐다.

걷기가 뇌를 자극해서 하고자 하는 의욕을 샘솟게 하는 것이다.

걸으면 뇌가 똑똑해진다.

걷기는
의욕을
북돋운다

★　　세상 사는 재미나 당신의 주변에서 일어나는 일에 흥미를 잃기 시작했다면, 당신의 뇌가 과연 제대로 움직이고 있는지 한번 의심해 봐야 한다. 뇌에 감동을 주지 못하는 재미없는 일상은 삶의 열정을 앗아가고, 뇌의 기능을 떨어뜨리기 때문이다.

친구가 주말여행을 가자고 꼬드겨도 "귀찮아. 나가면 고생이잖아. 걷는 것도 싫고" 하며 고개를 가로젓는 당신!

휴일 집에서 하루 종일 리모컨만 못살게 구는 당신!

"그렇게 TV만 끼고 있지 말고 취미를 좀 가져 봐요" 하는 아내의 바가지에도 "난 리모컨 돌리기가 취미야!" 하며 꿋꿋하게 베개와 리모컨만 찾는 당신!

이렇듯 지루한 일상이 반복되다 보면 뇌의 기능은 점점 떨어진다.

또 도파민이라는 신경전달물질도 정상적으로 분비되지 않는다. 도파민이란 뇌에서 분비되는 일종의 '쾌감 물질'이다. 도파민이 뇌 속에 방출됨으로써 우리는 쾌감을 느끼고 의욕을 갖게 된다.

아름다운 음악을 듣거나 멋진 경치를 접했을 때, '우와' 하며 감탄사를 연발한 적은 없는가? 도파민이라는 물질이 뇌 전체에 쾌감을 주기 때문이다.

이와 같은 쾌감을 맛보았을 때 뇌는 활발하게 움직이기 시작한다. 그 여운은 콘서트가 끝날 때까지 계속된다. 한 폭의 그림 같은 풍경을 바라보았을 때 솟구치는 감동은 시간이 지나도 잊혀지지 않는다. 뇌는 그 장면을 카메라로 찍어서 가슴 깊이 간직한다. 이것도 도파민의 힘이다. 가슴을 적시는 감동이 뇌를 자극하고 열정을 꽃피우는 것이다.

지금쯤 여행을 떠날 만한 여유가 없다고 미리 포기하려는 당신에게 한마디!

걷기는 도파민이 분비되기 쉬운 뇌 속 환경을 만들어 주는 일등공신이다. 걷는 동안 아름다운 경치나 새소리, 꽃향기를 음미하고 즐긴다면, 도파민이 분비되어 기분 좋은 뇌가 만들어진다.

뇌 나이가 걱정된다면 휴일 잠만 자지 말고 걸어라.

걸으면
생의 욕구가
밀려온다

★ 질병 등 특별한 원인으로 식욕이 없을 때는 별개의 문제 겠지만, 이유 없이 식욕이 당기지 않을 때는 걷기가 특효약이다.

걸으면 밥맛이 좋아진다. 그렇다고 공복감을 느낄 때까지 걷기 위해서는 엄청난 시간이 필요하다. 걷기는 몸과 뇌가 좋아하는 운동이지만, 허기를 느낄 때까지 에너지를 소비하려고 한다면 한두 시간으로는 어림도 없다.

걷는 즐거움은 다른 곳에 있다. 걷기를 통해 뇌의 신경세포가 자극을 받으면 자연스레 식욕이 솟는다.

왠지 기분이 꿀꿀한 날이 있듯이, 밥맛이 없을 때가 있다. 슬픈 일이지만 나이가 들수록 그런 날은 자주 찾아온다. 운동 부족도 한 원인이겠지만 뇌의 활동 부족에 기인하는 경우가 많다.

맛있는 음식을 기분 좋게 먹고 싶다는 바람은 대뇌신피질이 관장하는 인간의 의욕과 밀접한 관련을 맺고 있다. 특히 다양한 정보를 통합해서 적절한 행동을 결정하는 지의 사령탑인 전두연합령의 활동이 중요하다. 전두연합령의 활동이 뜸해지면서 의욕이 사그라지면, 허기만 해결하면 그만이라고 생각하게 된다. 배고픔은 뇌의 밑바닥에서부터 솟아오르는 욕구다. 식욕은 시상하부가 관장하고, 대뇌변연계를 매개로 그 실체를 드러낸다. 이것은 동물이 갖고 있는 본능이다.

단, 지의 사령탑의 활동이 부진하면 본능이 먼저 고개를 쳐든다. 욕구와 본능만이 행동의 근간이 된다면, 단지 허기를 달래기 위해 눈앞에 놓인 음식을 입에 쑤셔 넣을 따름이다. 본능에만 충실하기 때문에 음식의 맛은 그다지 중요하지 않다.

배고플 때 맛있는 음식을 먹고 싶다는 생각은 공복감이라는 기본 욕구에 미각이라는 창조성을 가미한 인간다운 욕구, 즉 인간 스스로 만들어 낸 창조적인 욕구다.

이 창조적인 욕구를 깨우는 힘은 대뇌신피질의 네트워크와 이를 지휘하는 전두연합령의 왕성한 활동력에 기인한다. 전두연합령을 중심으로 맛과 향, 색깔, 온도를 상상하면서 욕구를 창조해 나가는 것이다.

전두연합령의 활동이 뜸해지면 맛있는 음식을 먹고 싶다는 욕구가 퇴색하고, 음식 자체에 대한 호기심도 사그라진다. 인간다운 창조력이 사라지는 것이다.

미식 행위는 인간의 본능이자, 인간의 지적 활동인 것이다.

그렇다면 왜 걸으면 식욕이 생기는 것일까? 걷는 즐거움이 두 뇌 활동의 촉진제 역할을 하기 때문이다. 뇌가 즐거우면, 맛있는 음식을 먹고 행복하게 살고 싶다는 강렬한 생의 욕구가 밀려온다. 이것은 인간만이 향유할 수 있는 기쁨이다.

이 기쁨을 오래오래 느끼고 싶다면, 이미 사라진 미각을 다시 살리고 싶다면, 걸어라.

걷기는
뇌를
즐겁게 한다

★ 　몸과 마음의 건강은 걷기를 실천하느냐, 실천하지 않느냐로 귀결된다고 해도 과언이 아니다.

균형 잡힌 식단과 하루 30분 이상 걷기를 꾸준히 실천하면, 건강한 체중을 유지할 수 있다. 이 같은 사실은 과학적인 이론으로도 증명할 수 있고, 내 경험으로도 확신할 수 있다.

적당한 체중을 유지하니까 걷기를 즐기게 되고, 걸으니까 적당한 체중을 유지할 수 있게 된다. 선순환이 끊임없이 이어지는 것이다.

반대로 걷지 않는 사람은 어떻게 될까? 걷지 않으면 적당한 체중을 유지하기 힘들다. 몸이 점점 불어서 걷는 것이 귀찮아진다. 걷지 않으면 체중은 더 늘어난다. 이른바 악순환의 시발점이다.

이 악순환에 무리한 다이어트라는 요소가 하나 더 첨가된다면? 불어나기만 하는 체중이 신경 쓰여서 무리하게 다이어트를 하다가 결국 수포로 돌아가고, 요요 현상으로 체중은 더 늘어나기만 한다. 이것도 건강을 해치는 위험한 악순환이다.

선순환의 고리를 만들어 낼 것인가, 악순환에 빠질 것인가는 뇌의 활동과도 관계가 깊다.

우리의 뇌는 '쾌감 원칙'에 따라 활동한다. 뇌는 기분 좋은 행위를 되풀이하고 싶어 한다. 반대로 불쾌한 감정을 불러일으키는 행위는 기피하는 경향이 있다. 다만, 과거에 불쾌감을 극복한 뒤 쾌감을 느낀 경험이 있다면, 시련 뒤에 이어지는 달콤한 꿀맛을 위해 유쾌하지 않은 일에도 도전하려고 한다.

간단한 계산 문제가 치매 예방에 좋다는 이유가 바로 여기에 있다. 계산을 하는 행위 자체는 뇌가 달가워하지 않지만, 문제를 푼 뒤 느끼는 성취감은 불쾌감을 쾌감으로 바꾼다. 이 쾌감을 맛보고 싶어서 전두연합령이 활발하게 활동하는 것이다.

걷기를 실천하는 사람과 실천하지 않는 사람도 같은 이치로 설명할 수 있다.

걷기 예찬론자는 걷기를 통해 쾌감을 맛보고, 뇌는 그 쾌감을 지속적으로 요구한다. 결과적으로 건강한 체중을 유지할 수 있고 선순환을 만들어 낸다.

반대로 걷기를 기피하는 사람은 걷는 행위를 귀찮아한다. 그렇게 되면 뇌는 걷는 행위를 불쾌한 행위로 기억한다. 결국 체중도

불어나고 다리 근육도 약해져서 걷는 것이 더 귀찮아진다.

일단 뇌가 '불쾌하다'고 판단하면 건강을 위해 걷고 싶어도 걸을 수 없다. 뇌와 몸은 따로따로 움직일 수 없기 때문이다.

결국 악순환에 빠지게 되지만, 이런 악순환의 고리를 끊는 것도 역시 뇌다. 지금은 몸이 불어서 걷는 것을 귀찮아하지만, 예전에는 걷기가 즐거웠다고 뇌가 생각하면 썩 유쾌하지 않아도 걸어 보려고 노력한다. 조금씩이라도 걷기를 실천하면서 뇌에 걷는 즐거움을 되살려 내면 선순환의 고리를 만들어 낼 수 있다. 선순환이 이루어지면 몸과 마음의 건강은 저절로 따라온다.

날씬해지고 싶다면 걸어라.

걷기는
요통 치료에
효과가 있다

★　　　꾸준히 걸었더니 허리 통증이 말끔히 나았다는 얘기를 때때로 듣는다.

바른 자세로 무리하지 않고 적당하게 걸어야 한다는 전제조건이 충족되어야 하지만, 걷기가 요통 치료에 효과가 있는 것은 분명하다.

걷는 것이 왜 요통에 효과가 있을까?

먼저, 앞에서 언급한 선순환과 악순환의 측면에서 생각할 수 있다. 체중이 불면 허리에 부담이 가중된다. 허리가 아프니까 걷기를 피하고, 걷지 않으니까 체중이 늘어난다. 결국 체중이 증가하면 요통이 심해지는 악순환이 생긴다.

걷기를 실천하면 체중 감량과 함께 허리 통증 완화라는 두 마리 토끼를 잡을 수 있다.

요통은 유일하게 직립 보행을 하는 인류의 숙명이다. 꼿꼿이 서서 두 다리로 걷기 시작하면서부터 허리는 혹사당하기 시작했다. 상체의 체중을 지탱해야 하고, 걷거나 달릴 때는 허리를 기점으로 굽혔다 폈다 하는 복잡한 동작이 이루어진다.

허리에는 또 한 가지 중요한 역할이 있다. 신경 다발인 척수를 보호하는 막중한 임무다. 인간의 발은 근육의 모임이라고 할 정도로, 인체 근육의 3분의 2가 발에 집중되어 있다.

근육이 움직이면 신경을 통해 뇌에 정보가 전해져서 뇌의 지배를 받게 된다. 근육의 모임이 움직인다는 것은 뇌와 발 사이에서 그만큼 많은 양의 정보가 교환되고 있다는 뜻이다. 이 신경 다발은 척수를 통해 뇌간과 이어진다. 골반이 신경 다발을 보호하고 척추를 지탱하는 것이다.

이런 중요한 임무를 맡고 있는 허리도 걷지 않는 뼈를 지탱하는 근육이나 인대가 부실해진다. 쓰지 않는 근육은 점점 힘을 잃기 때문이다.

근육이 부실해지면 골반이 일그러져 요통이 생긴다. 따라서 걷기는 요통 예방에 가장 좋은 처방약이며, 무리하지 않는다면 요통 개선에도 큰 효과를 기대할 수 있다.

다만, 선무당이 사람 잡는다는 말이 있듯, 요통을 치료할 목적으로 걷기를 시도해 보고 싶다면 의사의 지도가 필요하다. 증상에 따라 무리하지 않고 적당히 걷는다면 의사도 적극 권장할 것이다.

이동 수단이 두 다리밖에 없었던 옛날 옛적에는 걷기가 생활이었기 때문에, 허리에 근육이 잘 발달돼 있었다. 따라서 요통은 걷지 않아서 생긴 현대병이라고 말하는 사람도 있다.

요통이 문병의 병이라면, 그 현대병은 뇌에도 나쁜 영향을 미칠 수 있다. 걷지 않으면 허리가 부실해지듯이, 잘 걷지 않는 현대인의 뇌 역시 부실해질 테니 말이다.

걸으면
고혈압도
치료된다

★　　최근 연구 결과, 고혈압 환자는 뇌가 위축될 위험이 높다는 사실이 밝혀졌다. 고혈압이 뇌졸중이나 심근경색, 동맥경화 등을 유발하는 위험 인자라는 것은 일반인들에게 널리 알려진 건강 상식이다.

그런데 이와 같은 여러 가지 질병뿐만 아니라 뇌의 위축에도 고혈압이 관여하다면 세심하게 관리할 필요가 있다.

뇌에 도달하는 혈류가 감소하면 뇌는 노화하기 시작한다. 고혈압이 뇌의 위축을 야기할 수 있다는 견해도 이와 관련이 있는 듯하다.

우리의 뇌에는 미세한 혈관이 수없이 뻗어 있다. 뇌가 활동하기 위해서는 혈액을 통해 운반되는 대량의 산소가 필요하다. 심장이

1회 뿜어내는 혈액량 가운데 15~20%가 뇌로 가고, 뇌에서 소비된다. 생명을 유지하고 지적 활동을 영위하기 위해서는 엄청난 산소가 필요하다는 뜻이다. 혈액이 감소하면 뇌에도 영향을 미쳐 뇌의 활동이 부진해지는데, 이런 현상이 오래 지속되면 뇌 자체가 위축되고 만다.

고혈압증은 뇌졸중뿐 아니라, 뇌의 노화에도 악영향을 미치는 무시무시한 증상이다.

그렇다면 일반적으로 고혈압이라고 판단하는 수치는 어느 정도일까? 세계보건기구(WHO)의 혈압 분류에 따르면, 최고 혈압 140mmHg 이상, 최저 혈압 90mmHg 이상을 고혈압이라고 본다. 혈압은 시시각각 달라지기 때문에 한 번의 측정으로 수치가 높다고 해서 바로 고혈압이라고 단정 지을 수는 없다. 다만, 평소 혈압 수치가 이 수치 이상이라면 고혈압증을 의심해야 한다.

참고로, 정상 혈압은 최고 혈압 130mmHg 미만, 최저 혈압 85mmHg 미만이다.

고혈압증을 치료하기 위해서는 식이요법과 적당한 운동이 좋다. 운동 중에서도 특히 걷기가 최고의 특효약이다. 전문의의 처방에 따라, 천천히 그리고 꾸준히 걷는 것이 고혈압증을 개선하는 데 가장 효과적이다.

여기서 꾸준히 걷는다는 것은 장시간 동안 걸으라는 의미가 아니다. 조금씩 걷더라도 매일 지속하는 것이 중요하다는 뜻이다. 고혈압증 환자의 경우 천천히 걷는 것이 중요하다. 빨리 걷기는 오히려 역효과를 초래한다.

조깅이 아닌 산책한다는 마음으로 가볍게 걷는 것이 좋다. 천천히 걷게 되면 산소를 깊이, 듬뿍 마실 수 있다. 온몸에 산소를 충분히 공급해 조금씩 체질을 개선해 나가는 것이다.

고혈압의 공포에서 벗어나고 싶다면 걸어라.

걷기는
금연
치료제다

★　　최근 의학계에서는 흡연에 따른 니코틴 중독을 의사의 치료를 필요로 하는 '질병'으로 간주하고 있다. 따라서 금연을 생각하는 사람은 먼저 의사와 상담을 한 뒤, 치료를 받아야 한다.

여기에서는 흡연이 얼마나 뇌에 나쁜 영향을 미치는지 구체적으로 알아보기로 한다. 아무쪼록 이 글을 읽고 금연의 계기가 되었으면 한다.

뇌의 구조를 이해하는 데에도 도움이 되는 내용이므로, 담배를 끊은 사람 혹은 비흡연자라도 대략적으로 훑어보기 바란다.

흡연의 해악에 대해서는 많은 매체가 다루고 있으므로 대부분 알고 있을 것이다. 여기에서는 뇌에 미치는 해악을 중심으로 알아보자.

뇌는 생명을 유지하고 지적 활동을 영위하는 총사령탑이기 때문에 안전 시스템이 철저하게 구축되어 있다. 뇌로 이어지는 혈관에는 군데군데 '관문'이 있어서, 이물질의 출입을 철저하게 차단한다.

뇌의 유일한 에너지원은 포도당인데, 뇌가 단 하나의 영양소만을 이용하는 이유도 안전 시스템을 염두에 둔 조치다. 그러나 이중 삼중의 잠금장치가 마련된 뇌를 뚫고 들어가는 막강한 실력자(?)가 있다.

바로 마약류와 각성제, 그리고 담배의 니코틴이다. 담배에 함유된 니코틴은 혈액에 녹아들어 교묘하게 뇌의 관문을 뚫고 들어가, 뇌에 직접적인 영향을 미친다.

니코틴은 뇌 속의 쾌감물질인 도파민을 늘리는 작용을 한다. 담배를 피우면 기분이 좋아지고 정신이 또렷해지는 느낌을 받는 이유는 뇌에 침입한 니코틴이 인위적으로 도파민을 만들어 내기 때문이다.

쾌감에 약한 뇌는 니코틴의 유혹에 점점 빠져들게 된다. 일단 니코틴의 덫에 걸리면, 끊고 싶어도 끊을 수 없는 니코틴 중독 현상이 나타난다.

니코틴 중독이 뇌에 무시무시한 영향을 미치는 이유는, 흡연자의 경우 니코틴 자극이 아니면 도파민이 제대로 분비되지 않기 때문이다.

극단적으로 말하면 비흡연자가 아름다운 경치를 보고 감탄할 때, 흡연자는 아무 느낌도 받지 못한다. 담배를 한 대 입에 물어야 그때 비로소 경치가 좋다는 느낌을 받는다. 여행지에서 담배를 물고 있는 사람을 보면 '쯧쯧, 가엾게도 니코틴의 덫에 걸렸구나!' 하고 절로 고개를 가로젓게 된다.

게다가 흡연은 혈관을 수축시키는 작용이 있다. 대량의 산소를 필요로 하는 뇌에 충분한 혈액이 공급되지 않으면, 그 참담한 말로는 굳이 설명할 필요도 없을 것이다.

금연을 생각하고 있다면, 의사의 상담과 함께 걷기를 병행하도록 추천하고 싶다.

만약 걸어도 상쾌한 기분을 느끼지 못한다면, 당신의 뇌는 니코틴 자극이 아니면 도파민이 분비되지 않는 상태에 있는 것이다.

혹 자신의 뇌가 니코틴의 지배를 받는다는 무시무시한 사실을 깨달았다면, 하루라도 빨리 끊어라. 싱싱한 뇌를 위해서 담배는 반드시 끊어야 한다.

걷는 사람은
뇌가
젊어진다

★　　　뇌와 근육에는 공통점이 있다. 둘 다 쓰면 쓸수록 단련
된다는 것이다. 다리 근육은 걸으면 탱탱해진다. 마찬가지로 뇌도
쓰면 쓸수록 좋아진다.

　강연회에서 이런 이야기를 하면, 사람들이 으레 하는 질문이
있다.

　"그럼 건망증도 고쳐지나요?"

　물론 건망증도 좋아지지만, 그보다 더 큰 효과가 있다. 건망증
을 두려워하지 않는 긍정적인 마음, 깜빡 잊어도 다시 기억하고자
하는 의욕이 샘솟는다.

　이 점이 중요하다. 건망증 자체는 무서운 질병이 아니다. 우리
의 뇌는 쉽게 잊을 수 있게끔 만들어졌다. 우리는 잊는 것을 두려

위해야 하는 것이 아니라, 다시 기억하면 된다는 의욕이 사그라지는 것을 두려워해야 한다.

걷지 않으면 다리 근육은 부실해진다. 마찬가지로 뇌도 쓰지 않으면 퇴화한다. 귀찮아서, 소심해서 등등의 이유로 아무것도 하지 않으면 다리도 뇌도 녹슨다. 그러므로 매일 조금씩이라도 의식하면서 걸어라.

의식해서 걷는다는 것은 두 가지 의미가 있다.

첫째는 매일 어떻게 하면 걷기 운동의 횟수를 늘릴 수 있을까, 의식하면서 걷는 것이다. 또 한 가지는 걸을 때 막연하게 다리를 움직이는 것이 아니라 오감을 총동원해서 걷기 자체를 즐기는 것이다.

이 두 가지를 의식한다면, 당신은 평생 젊고 생기 있는 인생을 보낼 수 있다.

현대인은 거의 걷지 않는다. 불과 100년 전만 해도 대부분의 사람들은 걷는 것이 중심인 생활을 했다. 일부러 걷기를 취미나 운동으로 삼지 않아도 늘 걸어야 했다. 하지만 지금은 의식하지 않으면 굳이 걸을 필요가 없는 생활을 하고 있다.

골프를 치지 않는 나는 골프가 걷기에 도움이 되는 운동이라고 생각하고 있었다. 그런데 요즘 골프장에서는 카트로 이동하는 것이 상식이라고 한다. 정말 해도 해도 너무하지 않은가!

이처럼 지금은 의식하지 않으면 걸을 수 없는 시대다. 마찬가지로 뇌도 의식하지 않으면 사용하지 않게끔 되어 있다.

아침부터 밤까지 뒹굴뒹굴 누워서 TV만 보는 것도 가능하다. 출출하면 냉장고에서 뭐든 꺼내 먹으면 된다. 많은 사람들이 보내는 휴일 풍경은 머리를 쓰지 않는 생활의 대표 사례다. 이와 같은 생활 패턴은 '거의'라고 할 정도로 두뇌를 쓰지 않는다.

그렇다고 뇌에 기분 좋은 휴식을 선사하는 것도 아니다. 뇌를 쉬게 한다는 것은 뇌가 쾌감을 느끼도록 하는 것이다. 예를 들면, 맛있는 요리를 만든다든지, 경치 좋은 곳에 나들이를 간다든지, 취미 생활에 몰두하는 등 능동적으로 생활하며 뇌에 기분 좋은 자극을 주는 것이 뇌에 진정한 휴식을 주는 행위라고 할 수 있다.

머리 정수리 좌우로 체성감각령(피부, 점막에서의 압각, 촉각, 온각에 대응하는 감각령의 하나)이라는 부위가 있다. 우리 몸에서 움직이는 부위, 즉 손과 발, 턱을 통해 전해진 정보가 도달하는 곳이다. 걷는 것과 먹는 것, 그리고 수작업은 모두 체성감각령을 자극한다. 체성감각령을 자극함으로써 뇌 전체가 활성화되는 것이다.

체성감각령에 전해지는 정보 가운데 50%는 턱에서, 나머지 50%는 손과 발에서 각각 25%씩 전해진다. 발이 움직이면, 손도 움직이고, 배도 고프다. 바른 식생활이 걷기와 더불어 뇌 나이를 젊게 만드는 일등공신임은 굳이 설명할 필요도 없다.

내 취미는 즐겁게 걷기와 맛있게 먹기다. 그 덕분에 여든이 넘었어도 여전히 건강하다.

아무것도 하지 않으면 신경 쓸 일도 없을 것이다. 하지만 그런 생활이 계속된다면 나이에 상관없이 눈 깜짝할 사이에 늙어 버린다. 몸과 마음이 모두 함께 늙는다.

젊음이란 나이로 규정되는 것이 아니다. 의욕만 있다면 아무리 나이가 많아도 인생을 젊게 살 수 있다. 반대로 의욕이 없으면 20대도 노인이나 다름없다.

뇌가 젊은 사람이 진정한 젊은이다.

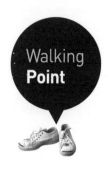

1 의식해서 걸으면 육체 건강과 아울러 뇌 건강을 지킬 수 있다.

2 의식해서 걷는다는 것은?

첫째, 매일 어떻게 하면 걷는 횟수를 늘릴 수 있을까를 의식하면서 걷는다.

둘째, 오감을 총동원해서 걷기 자체를 즐긴다.

3 젊음이란 뇌의 네트워크가 활발하게 기능하는 것이다.

4 걷는 순간 밀려오는 상쾌함이나 쾌감은 우리의 뇌가 기쁨을 만끽하고 있다는 증거다. 이런 쾌감은 인간만이 향유할 수 있는 특권이다.

5 걸을 때 느끼는 쾌감과 사랑할 때 느끼는 설렘은 뇌의 광범위한 영역을 사용한다는 점에서 공통점을 갖고 있다.

6 무의식적으로 걸어도, 한 걸음을 내디딜 때마다 다리 근육에서 방대한 정보가 뇌에 도달한다. 바로 이것이 뇌를 활성화한다.

7 몇 시간 동안 머리에 쥐가 나게 하던 수학 문제가 잠깐 동안의 산책으로 스르르 풀리는 경우가 있다. 걷기의 힘이다.

8 걷기는 도파민이 분비되기 쉬운 뇌 속 환경을 만들어 주는 일등 공신이다.

9 균형 잡힌 식단과 하루 30분 이상 걷기를 꾸준히 실천하면 적당한 체중을 유지할 수 있다. 적당한 체중을 유지하니까 걷기를 즐기게 되고 걸으니까 적당한 체중을 유지할 수 있게 된다.

10 치매 예방에는 어려운 수학 문제를 푸는 것보다 걷는 것이 훨씬 효과적이다.

11 뇌는 쓰지 않으면 기능이 점점 떨어지고 노화가 촉진된다.

12 뇌를 쉬게 한다는 것은 뇌가 쾌감을 느끼게 하는 것이다. 뇌에 기분 좋은 자극을 주는 것이 뇌에 진정한 휴식을 주는 행위라 할 수 있다.

제2장

마음의 평정심을 찾아주는 걷기 습관

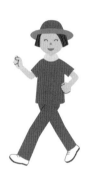

나는 산책한다.
탕탕 망치질하는 내 마음을
진정시키기 위해.

– 셰익스피어

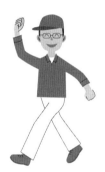

스트레스가
쌓이면
일단 걸어라

★　　현대인은 스트레스와 함께 살아간다. 스트레스로 숨이 막힐 때, 해소법은 없는 것일까?

역시 "일단은 걸어 보라!"고 조언하고 싶다. 물론 걷는 동안 스트레스를 말끔히 씻어 낼 수는 없다. 그래서 '일단은'이라는 단서가 붙은 것이다.

많은 사람들은 해결의 실마리를 찾지 못하고 콩알만한 스트레스를 집채만큼 키워 간다. 하지만 일단 걸어 보면 콩알만한 스트레스가 콩알만한 크기로 보인다.

게다가 걷다 보면 기분이 한결 가벼워져서 '그래 다시 한번 부딪쳐 보는 거야' 하며 마음을 다잡을 수 있다. 스트레스에 맞서고자 하는 힘이 솟는 것이다.

도대체 걸으면 힘이 샘솟는 이유는 무엇일까? 이 장에서는 걷기가 왜 스트레스 해소에 효과가 있는지 알아보기로 하자.

뇌가 3층 구조로 이루어져 있다는 사실에 대해서는 앞에서 설명했다. 우리의 뇌는 이 3가지 층이 서로 유기적으로 연계해 생명 유지에서부터 지적 활동까지 다양한 임무를 수행한다. 그런데 이 제휴 업무가 삐거덕댈 때가 있다. 바로 스트레스를 받을 때다.

인간의 뇌는 중심부에서 표피 쪽으로 진화했다. 따라서 진화의 관점에서 보자면, 본능을 관장하는 대뇌변연계는 대뇌신피질에게는 하늘 같은 '선배님'에 해당한다. 당연히 본능이 원하는 대로 보다 자유롭게 살고 싶어 하는 것이 본능의 뇌인 대뇌변연계의 바람이다.

먹고 싶을 때 먹고, 자고 싶을 때 자고, 울고 싶을 때 마음껏 울고 싶어 한다. 화가 나면 그 자리에서 마구 화를 내고 마음 내키는 대로 행동하고 싶어 한다.

그런데 이런 동물적인 본능을 인간다운 이성으로 누르는 것이 새내기인 대뇌신피질이다. 대뇌신피질은 본능보다는 의무와 책임, 도덕을 중요시한다. 목표 달성과 발전을 진지하게 모색한다. 단지 생각에 그치는 것이 아니라, 지휘관으로서 대뇌변연계에 지시한다.

"아무리 화가 나도 대뇌변연계가 좀 참아. 화가 난다고 해서 때려 부수면 그게 동물이지, 사람이야?"

까마득한 후배에게 이런 훈계를 들으면 기분 좋을 리는 없겠지만, '인간의 덕목'을 강조하면 그 명령을 따르지 않을 수 없게 된다. 이런 일이 매일 우리의 뇌 속에서 되풀이되고 있는 것이다. 이것이 바로 스트레스의 원인이다.

'에이 설마, 그런 일이 정말 내 머릿속에서 일어난단 말이야?' 하며 고개를 젓는 사람도 있을 것이다.

그럼 좀 더 쉬운 예를 들어 보자.

술을 좋아하는 사람은 스트레스가 쌓이면 술로 푸는 경향이 있다. 알코올은 뇌의 3층 구조 가운데 가장 바깥쪽에서부터 중심부를 향해 신경을 마비시켜 들어간다.

따라서 제일 먼저 마비되는 곳이 지의 사령탑인 대뇌신피질이다. 그렇기 때문에 혀 꼬부라진 소리로 했던 말을 또 하고 실수를 하게 되는데, 여기서 더 취하면 이성이 실종되고 본능이 고개를 쳐든다.

평소에는 점잖던 사람이 술만 취하면 폭군이 된다거나, 엉엉 울거나 소리치는 것은 본능의 뇌가 자유롭게 활동을 개시하고 있다는 증거다.

지나친 과음은 인간을 동물로 만든다. 술보다는 걷기를 통해 스트레스를 발산하는 것은 어떨까?

걷는다는 것은 다양한 정보 속으로 들어가는 것이다. 집 안에서는 파란 하늘과 청명한 기운을 느낄 수 없다. 언덕을 오르는 기쁨도 맛볼 수 없다.

나뭇가지에 앉은 작은 새도 볼 수 없고, 길가에 핀 꽃을 보고 자신도 모르게 발걸음을 멈추지도 않는다. 나뭇잎을 흔드는 바람도 느낄 수 없다.

바로 이런 다양한 체험이 우리의 지친 뇌를 기분 좋게 마사지해 준다.

그러니 일단은 걸어라.

자신감을
잃었다면
일단 걸어라

★　　　술보다는 걷는 것을 권하는 나도 실은 애주가다.

매일 듣는 도덕 선생님의 훈화가 싫증나는 날에는 지의 사령탑을 잠시 마비시키고 내 안의 본능이 적당히 활개 치는 것을 즐길 때가 있다. 물론 이 '적당히'가 쉬운 일은 아니다.

가끔 술만 취하면 폭군이 되어 날뛰는 사람을 볼 때가 있는데, 마치 사나운 사자를 도심 한복판에 풀어 놓은 것 같다는 생각이 든다. 이성을 잃은 인간은 미친 사자와 같다.

술을 좋아하는 나도 혹시 미친(?) 사자가 되지 않을까 조심하고 또 조심한다. 게다가 대낮부터 본능이 활개를 치고 다니게 할 수는 없다. '대낮부터 술을 마시다니, 말도 안 돼!' 하며 나의 이성이 따끔하게 꾸짖는다. 이성이 경고하는 이 소리를 나는 외면할 수가 없다.

그래서 나는 걷는다. 스트레스를 풀기 위해 열심히, 부지런히 걷는다.

걷는다는 행위도 본능의 욕구에 따른 것이다. 게다가 걸을 때는 지의 사령탑도 본능과 공동 작업을 펼치면서 사이좋게 활동한다. 몸을 움직여서 걷고 싶다는 욕구와 거기에서 뭔가 지적인 쾌감을 얻고 싶다는 이성이 의기투합해서 스트레스가 대기 속으로 발산된다.

걷기 시작하면 뇌의 네트워크가 활동을 개시한다. 네트워크에 불이 켜지면, 자신을 괴롭히던 스트레스가 관심 밖으로 사라진다.

걷기가 기쁨을 선사한다는 사실을 뇌가 일단 경험하면, 본능의 뇌가 이성의 뇌를 이끄는 형태로 진행된다. 따라서 걷기는 자신감을 잃었을 때도 큰 힘이 된다. 자신감과 관련된 뇌의 부위는 3층구조 가운데 가장 바깥쪽에 있는 대뇌신피질이다.

그 증거로 인간보다 진화가 덜된 원숭이는 나무에서 떨어져도 자신감을 상실하지 않는다. 아무 일 없었다는 듯이 툴툴 털고 다시 나무에 올라간다.

반면에 인간은 아주 작은 일이라도 실수하면 마치 하늘이 무너진 것처럼 풀이 죽는다. 객관적으로 보면 그리 큰 실수도 아니다. 그리고 실수는 만회하면 된다. 그러나 일단 자신에게 실망하고 풀이 죽어 있으면 이성이 말을 듣지 않는다. 이는 방대한 뇌 가운데, 실수를 느끼는 뇌의 영역에만 불이 켜져 있기 때문이다.

이럴 때는 뇌 속의 다른 부위에 불이 켜질 수 있게끔 해야 한다. 더 막강하고 강력한 본능의 뇌를 활용할 필요가 있다. 그렇다고 해서 자신감을 상실했을 때 술을 마셔서 기분 전환을 꾀하는 것은 바람직하지 못하다.

의기소침해졌을 때는 걸어라. 걷는 동안 할 수 있을지도 모른다는 자신감이 모락모락 피어오른다. 일단 첫발을 내디뎌 보자.

걷다 보면 '그래. 그렇게 큰일도 아니잖아. 다시 한번 열심히 해보는 거야' 하며 스스로에게 격려의 말을 아끼지 않게 된다. 왠지 새롭게 용기가 샘솟는다.

본능의 뇌에 반짝 불이 켜졌다면, 자신감의 세계에 다시 불을 지피는 것은 그리 어려운 일이 아니다.

몸이
찌뿌드드하다면
일단 걸어라

★　　　나이가 들면 면역력이 떨어져 병에 걸리기 쉽다. 그러나 이것은 어디까지나 일반론이다. 면역력을 떨어뜨리지 않고 사는 방법은 얼마든지 있다.

고령화 사회 탓인지 '나이가 들면 어디어디가 부실해진다'는 건강 뉴스를 자주 접하게 된다. 하지만 이런 보도에 절대 신경 쓰지 마라.

진짜 나이는 '뇌 나이'로 정해진다. 나이는 젊어도 호기심이 없다면 뇌 나이는 노인이다. 반대로 나이는 많아도 뇌 나이가 젊은, 진정한 청년도 많다.

나도 뇌 나이를 젊게 유지하게 위해 노력하는 고령자 가운데 한 사람이다. '요즘 젊은 사람들은 말이야~' '우리 같은 노인들은~' 등등의 상투어를 쓰지 않으려고 조심한다. 나이로는 규정할 수 없는 것이 너무나 많기 때문이다.

면역력은 뇌의 활동과 관련이 깊다. 면역력이 떨어지면 질병에 걸리기 쉬운 것은 사실이다. 하지만 단순한 '숫자 나이'와 비례해 면역력이 뚝뚝 떨어지는 것은 아니다. 뇌 나이를 젊게 유지하면 병에 잘 걸리지 않는다.

스트레스가 쌓이면 면역력이 떨어진다. 이는 스트레스가 쌓이면 자율신경의 균형이 깨져 면역력이 약해지기 때문이다. 또 스트레스를 받으면 림프구가 활발하게 활동하지 못하기 때문에, 역시 면역력이 저하될 수 있다. 흉선이나 골수에서 만들어지는 림프구는 몸속에 세균이 침입하지 못하도록 보호해 주는 지킴이다. 이 림프구는 스트레스에 약해서 스트레스가 쌓이면 활성도가 떨어진다.

병을 달고 사는 허약 체질인 사람은 사소한 스트레스에도 과민 반응을 보일 때가 많다. 따라서 몸이 약한 사람은 무리하지 않는 범위 내에서 자신의 페이스로 걷는 것이 바람직하다.

병치레를 자주 하는 사람들을 위한 걷기 비결을 하나 소개한다.

들판이나 숲길, 꽃밭 등 자연의 향기를 듬뿍 마실 수 있는 산책로를 걸어라. 자연 속에는 독특한 향이 있다. 좋은 향기를 맡고 좋은 공기를 가득 마시면, 림프구를 비롯한 면역계가 활성화된다.

향기는 후각을 통해 시상하부에 도달하고, 이 시상하부가 흉선을 자극해 면역물질의 활성을 촉진시킨다.

허약 체질이 바로 튼튼 체질로 바뀔 수는 없지만, 자연이 선사하는 향을 호흡하면서 걷는 것만으로도 의욕이 샘솟는다. 몸이 약하다는 핑계로 집에만 박혀 있으면 몸과 뇌에 모두 좋지 않다.

대자연에 몸을 맡기고 한 발자국씩 걸어 보자. 당신도 모르는 사이에 건강해질 것이다.

날씨가
좋으면
일단 걸어라

★   아침에 일어나서 날씨가 좋으면 왠지 그날은 좋은 일이 생길 것 같은 기분 좋은 예감이 든 적이 혹 없는가? 특별한 약속이 없어도 구름 한 점 없는 하늘을 올려다보는 것만으로도 마음이 한없이 설렌다. 아마도 이것은 맑은 날씨를 좋아하는 본능의 신호일 것이라고 나는 생각한다. 즉 나의 뇌가 기뻐하고 있다는 뜻이리라.

마음이 찌르르 통할 때는 서툰 이론 따위는 필요 없다. 변덕쟁이, 기분파라고 흉을 봐도 설레는 마음을 억누를 수 없다.

구름 한 점 없는 파란 하늘은 얼마나 황홀한가! 내가 살고 있는 곳은 맑은 하늘을 구경할 수 있는 날이 그리 많지 않다. 화창하게 맑은 날에 걷지 않으면 엄청난 손해다. 하지만 나를 붙드는 녀석이 있으니, 바로 내 책상 위에서 울고 있는 일이다. 원고 집필을 비롯해 해야 할 일이 산더미처럼 쌓여 있다. 모범생인 전두연합령은 '마감이 코앞인데, 가긴 어딜 가. 얼른 일해' 하며 나를 붙잡는다.

물론 맞는 말이고, 지당하신 말씀이다. 지의 사령탑의 체면을 세워 준다는 의미에서도 아침에는 열심히 일한다.

하지만 반나절이 지나면 하늘과 데이트를 즐기기 위해 밖으로 뛰어나간다. 나는 보통 하루에 15킬로미터 정도 걷는다. 물론 이 거리가 걷기의 모범답안이라는 이야기는 아니다. 단지 내 경우에는 이 정도 거리가 적당한 것 같다.

파란 하늘이 펼쳐져 있을 때는 맑은 하늘을 만끽할 수 있는 장소를 일부러 찾아간다. 우리 집은 산비탈에 있는데, 날씨가 좋은 날에는 바다로 향한다. 바다 위에 펼쳐져 있는 푸른 하늘은 각별한 감동을 준다. 바라보기만 해도 가슴이 탁 트인다.

말 그대로 발길 닿는 대로, 마음이 향하는 대로 걷다가 하늘을 가슴에 품고 집으로 돌아온다. 현관에 들어서면 뇌가 '아, 정말 좋았다'고 기뻐서 비명을 지르는 듯하다. 이런 쾌감은 굳이 기억하지 않으려고 해도 자연스럽게 각인된다.

걸으면 기분이 좋아진다는 기억을 뇌에 심어 놓는 것이다. 그러면 '마음이 울적할 때 일단은 걸어야지!' 하는 생각이 떠오른다.

마음이 울적할 때는 걷고 싶은 마음이 잘 생기지 않는다. 하지만 걸으면 기분이 좋아진다는 사실을 뇌에 각인시켜 놓았다면, 꿀꿀한 기분을 달래기 위해 운동화를 신고 싶어진다.

쾌감은 싱싱한 변화를 좋아한다. 그래서 하늘이 조금만 옷을 갈아입어도 마냥 걷고 싶어진다.

그러나 이것도 어쩌면 핑계일지 모른다. 걷고 싶다는 나의 본능이 걸어야 하는 이유를 찾아 헤매다가 우연히 좋은 날씨를 발견했는지도 모르는 일이다.

마음이
울적하다면
일단 걸어라

★　　　뇌의 신경전달물질의 하나인 세로토닌이 주목을 받고 있다. 그런데 걸으면 기분이 좋아지는 것은 세로토닌과 깊은 관계가 있다. 세로토닌은 신경안정제와 분자 구조가 흡사해서 흥분 상태나 불쾌감을 진정시키는 작용이 있다.

세로토닌이 부족하면 우울해지기 쉬운데, 걷는 행위는 세로토닌을 활성화시키는 작용을 한다. 하지만 어깨를 축 늘어뜨리고 걷는다고 해서 세로토닌이 마구 늘어나는 것은 아니다. 세로토닌은 규칙적인 리듬을 타는 운동을 할 때 활성화되기 때문에, 걷기를 운동이라고 생각하고 의식적으로 근육을 움직이는 것이 중요하다.

가벼운 산책보다는 조깅에 가까운 빨리 걷기가 세로토닌을 활성화시키는 데 도움이 된다. 또 세로토닌은 햇빛을 통해서도 활성화된다. 따라서 상쾌한 아침 시간에 싱그러운 햇살을 맞으며 걷는 것도 좋다.

아침에는 뇌의 신경전달물질인 도파민도 증가하기 때문에 특별히 신나는 일이 없어도 상쾌한 기분을 느낄 수 있다. 만약 몸이 아프지 않은데도 우울한 기분이 계속 이어진다면, 스트레스 지수에 빨간 불이 들어왔다는 신호다.

이럴 때는 일단 걸어라. 걷기는 기분 전환에 효험이 있는 으뜸 처방전이다.

무거운 마음을 단칼에 자르듯이 '아자' 하고 집을 나서면, 아침의 상쾌한 바람이 우울한 기분을 마술처럼 없애 줄 것이다.

가볍게 준비운동을 하고 무거운 기분을 하늘로 날리듯이 일정한 리듬을 타고 빠른 걸음으로 걸어 보자. 5분이든 10분이든 상관없다. 종종걸음으로 걷다가 숨이 차면 슬로 모드로 발걸음을 바꿔, 아침의 싱그러운 공기를 느긋하게 음미하면서 걷는다.

걷는 동안 기분이 한결 좋아진다. 물론 걷는 시간은 아침이든 저녁이든 상관없다. 마음이 무거울 때, 우울할 때는 기분 전환을 위해 걸어 보자. 평소 자전거를 타고 시장에 갔다면, 오늘은 두 발로 씩씩하게 걸어가 보자.

쇼핑도 우울한 기분을 날려 버리는 데 한몫을 한다. 하지만 쇼핑 꾸러미를 잔뜩 들고 돌아오고 싶지는 않을 것이다. 배낭을 하나 준비하자. 귀가길이 한결 가벼워진다.

걷기 편한 운동화를 신고 우울한 기분을 털어 버리러 쇼핑을 가 보자. 돌아오는 발걸음이 경쾌해진다.

어떤가? 생각만 해도 걷고 싶은 기분이 절로 들지 않는가?

고민이
꼬리에 꼬리를 무는 날,
일단 걸어라

★　　신이 내린 직장도 있지만 신이 버린 직장도 있다는 우스갯소리가, 직장인이라면 남의 얘기 같지 않을 것이다.

지금은 현장에서 한 걸음 물러났지만, 한때 대학에 몸담았던 기억이 있기 때문에 나도 조직의 비애를 누구보다 잘 알고 있다. 가끔 지인으로부터 개인적인 사정으로 회사를 그만두게 되었다는 소식을 전해 들으면 나도 모르게 그만 '그분 아이들이 몇이나 되더라' 하며 걱정이 앞선다. 한창 공부시켜야 할 자녀가 있는데 직장을 그만두어야 할 '개인적인 사정'이 과연 무엇일까를 생각하면 마음이 무거워진다.

다음은 퇴출 명단에 오른 남편을 둔 어떤 여성의 이야기다.

그녀의 남편도 회사의 강압에 못 이겨 심각하게 이직을 고려하고 있었다. 하지만 그런 생각을 부인에게는 도저히 털어놓을 수가 없었다. 부인도 남편에게 고민거리가 생겼다는 것은 눈치 챘지만, 물어볼 용기가 나지 않았다고 한다.

휴일에도 한숨만 쉬고 있는 남편을 보다 못한 부인이 잠깐 산책이라도 하자고 말을 건넸다. 뭐 그렇다고 특별한 대화를 나눈 것은 아니다. 그저 공원에 피어 있는 꽃이나 스쳐 지나가는 강아지 이야기 등 아주 사소한 얘기를 나누면서 40분 정도 나란히 걸었다고 한다.

이 일을 계기로 쉬는 날이면 남편을 강제로 끌고 나오다시피 해서 산책을 하기 시작했다고 한다. 처음에는 귀찮은 표정을 짓던 남편도 서서히 걷는 일에 흥미를 보이면서, 오늘은 다른 길을 한 번 걸어 보자고 할 정도로 적극적으로 바뀌었다.

일주일에 두 번 정도 산책을 한 지 한 달 정도가 지났을 때, 남편이 문득 말을 꺼냈다. "나, 어쩌면 회사를 옮길지도 몰라." 아내는 아무렇지 않은 듯이 "당신 좋을 대로 하세요"라고 말하곤 그걸로 대화는 끝이었다고 한다.

그녀의 남편은 관련 회사로 자리를 옮겼지만, 부부가 함께하는 휴일 산책은 변함없이 계속되고 있다.

남편한테서 처음 이직 이야기를 들었을 때, 그녀는 담담했던 자신의 모습에 놀랐다고 한다. 만약 집 안에서 테이블을 사이에 두고 회사를 그만둔다는 이야기를 들었다면, 아무렇지도 않게 "당신 좋을 대로 하세요"라고 말하지는 못했을 것이다.

게다가 결국은 남편의 뜻에 따를 수밖에 없었을 것이다. 부인의 입장에서는 무거운 분위기에서 어두운 이야기를 듣는 것보다 산책길에 부담 없이 듣는 쪽이 훨씬 편했으리라.

혹 말 못할 고민거리가 있다면, 일단 부부가 나란히 산책을 해보자. 꼭 고민을 함께 나누지 않아도 된다. 어차피 산책길에는 긴 대화를 나눌 수 없을 테니까.

"바람이 좀 따듯해졌네. 봄이 오려나 봐요."

"이 꽃 이름이 뭐지? 참 예쁘네."

이런 사소한 이야기를 나누며 부부가 나란히 걷는 것만으로도 혼자서 끙끙거리며 고민했던 일들이 어쩌면 바보처럼 여겨지는 경우도 있는 법이다.

분노가
일렁이는 날,
일단 걸어라

★   치밀어 오르는 분노로 마음을 추스르기 어려울 때가 있
다. 이럴 때 나는 나의 뇌 속을 살짝 들여다본다.

본능의 뇌가 '에이, 모르겠다. 확 뒤집어엎어!' 하고 속삭인다.
하지만 지의 사령탑인 전두연합령은 '그래 봤자 해결되는 건 아무
것도 없어. 참아!' 하며 필사적으로 타이른다. 머릿속에서 반란이
일어난 것이다. 결과는 본능의 뇌가 승리하든지, 아니면 지의 사령
탑이 진압하든지 둘 중의 하나로 결판이 날 것이다. 어느 쪽이 승
리하든 스트레스는 쌓이게 마련이다.

머릿속에서 거센 폭풍이 몰아칠 때, 나는 '그래, 나가자!' 하고
단호하게 말한다. 운동화를 신고 있는 내 모습을 보고 뇌가 속삭
인다.

'오호 나가시려고!'

나는 혼자서 걷기 시작한다. 화가 치미니까 머리로 피가 치솟고, 흥분하니까 심장이 벌렁거린다. 이때 '신경을 흥분시키는 노르아드레날린이 머릿속에 가득해' 하고 잘난 척하는 또 하나의 뇌가 있다.

화를 내고 있는 뇌가 있는가 하면, 화를 냉정하게 바라보는 뇌도 있다. 또 지킬 박사와 하이드처럼 두 개의 인격을 제삼자 입장에서 관망하는 뇌도 있다.

'이것 참 재미있군. 내 속에 내가 대체 몇 개야' 하고 관심사가 그쪽으로 방향을 돌린다. 그런가 하면 이번에는 아름다운 미녀가 내 옆을 지나간다.

'우와, 진짜 예쁘다.' 아름다운 여성과 마주칠 때, 누르락붉으락하던 표정은 어느새 꼬리를 내린다. 폼 잡으면서 산책을 즐기는 노신사를 연출하는 것이다. 미인 앞에서 얼굴을 찡그릴 수는 없지 않은가!

이런 나를 재미있다는 듯 보고 있는 또 다른 뇌가 있다.

걷다 보면 관심사가 여기저기로 옮겨 간다. 발걸음 수가 늘어날수록 분노의 뇌는 조금씩 고개를 숙이기 시작한다. 화를 내는 일도 엄청난 에너지를 필요로 한다. 그 분노의 에너지가 걷기로 분산되는 과정에서 노여움이 걷히는 것이다.

이때 다시 '걷고 있으니까 아마도 세로토닌이 활동을 개시한 게 아닐까' 하는 생각이 든다. 실제로 세로토닌은 노르아드레날린을 억제해서 마음을 안정시키는 작용이 있다.

'아냐, 아냐. 세로토닌은 무슨 세로토닌. 방금 지나간 그 아가씨 덕분에 화가 가라앉았는지도 몰라.'

어느새 나는 이런 생각을 하면서 걷고 있다.

'으음, 공원까지 돌아서 동네 한 바퀴만 더 돌고 집에 가야지'라는 생각이 들 즈음, 마음은 완전히 평정을 되찾는다.

머리끝까지 화가 났을 때는 일단 걸어라. 아무 곳이나 걷지 말고, 가능하면 근사한 이성과 마주칠 수 있는 장소를 골라서 걸어라.

인간관계로
얽히고 설킨 날,
일단 걸어라

★   "사람과 사람과의 관계는 정말 힘들어" 하며 한숨짓는 사람이 있다.

실은 이렇게 한숨짓는 사람도 주위를 둘러보면, 자신의 속내를 털어놓을 만한 친분을 갖고 있는 사람이 분명 있을 것이다. 하지만 인간관계로 골머리를 앓는 순간만큼은 그 사실조차 떠올리기 힘들다.

묵묵히 얘기를 들어 주는 것이 아마도 친구일 것이다. 단, 얘기가 너무 심각해질 것 같을 때는 "잠시 걷는 게 어때?" 하며 말을 건네 보자.

하지만 아무리 걷자고 해도 기분이 푹 가라앉은 사람은 좀처럼 움직이려고 하지 않는다. 이때는 "봄이야, 봄. 꽃구경하면서 봄

바람 좀 마셔 보자고"하며 약간 바람을 잡을 필요가 있다. "무슨 뚱딴지같은 소리야!"하고 친구가 화를 낼지도 모른다. 하지만 잘 풀리지 않는 인간관계로 힘들어하는 친구에게 고민을 털어놓도록 유도하려면 그럴싸한 무대 설정이 필요하다. 가급적이면 예쁜 꽃밭이 있는 곳이 좋다. 바닷가를 거니는 것도 운치 있다. 운 좋게도 내가 사는 곳은 천혜의 자연 경관을 자랑하는 곳이다.

나는 섣부른 조언을 하려고 하지 않는다. 걸으면서 그 사람이 토해내고 싶은 말을 가만히 들어줄 따름이다. 어려운 인간관계를 풀 수 있는 모범답안을 제시할 능력도 없다. 하지만 그보다는 고민하는 당사자가 가장 정답에 가까운 답을 알고 있게 마련이다. 가만히 듣고 있으면 스스로가 답을 찾아낸다.

나는 이것도 걷기의 효과라고 생각한다. 걷고 있는 동안에는 생각이 다양하게 분산돼, 고민하고 있는 문제를 좀 더 넓은 시야에서 볼 수 있다. 그만큼 객관적으로 볼 수 있는 효과가 있다.

게다가 걸으면서 생각하니까, 두뇌 전체가 활발하게 움직인다. 언뜻 보기에는 집중하기 어려울 듯 보이지만, 골똘히 생각할 수 있다.

무엇보다 몸을 움직이기 때문에 생각이 긍정적으로 바뀐다. 이런 여러 가지 요소가 어우러져, 인간관계처럼 어려운 문제도 얽힌 실타래가 풀어지듯 해결의 가닥이 보이는 것이다.

그래서 나는 무대 설정을 중요시한다. 달콤한 말로 무대 앞에 세우는 것까지가 나의 몫이다. 일단 멍석을 깔아 주면 내가 할 일은 더 이상 없다.

그러니 인간관계의 실타래를 풀고 싶다면 일단 걸어라.

단, 혼자 걷지 말고 가까운 사람과 함께 걸어라. 고민거리를 고백하지 않아도 된다.

자신은 혼자가 아니라는 느낌만으로도 큰 위안이 될 것이다.

할 일

없는 날,

일단 걸어라

★　　걷기는 습관이다. 나는 매일 걷고 있지만, '걷지 않으면 안 된다'고 생각하며 의무적으로 걸었던 적은 단 한 번도 없다.

보병처럼 의무를 다하기 위해 걷는다면 걷는 것 자체가 고통스럽다. 걷기를 꾸준히 지속할 수도 없다. 나는 즐거우니까 걷는다. 걸으니까 즐거워진다.

걷기가 습관이 되면 걷고 싶어서 몸이 근질거린다. 매일 걸어도 도무지 싫증이 나지 않는다. 이것은 뇌가 좋아하니까 가능한 일이다.

걸으면 몸도 뇌도 건강해진다. 바로 이것이 꾸준히 지속하는 힘이다.

걷기 예찬론자인 나도 젊었을 때는 걷는 즐거움을 전혀 몰랐다. 대학 연구실에 파묻혀 지낼 때는 내가 이렇게 걷는 것을 좋아하게 될 줄은 꿈에도 몰랐다.

언제나 시간에 쫓기며 택시를 부르는 것이 나의 일상이었다. 한 정거장도 걷기 싫어서 택시에 몸을 실었다. 그때는 정말 택시광이었다. 상황이 이렇다 보니, 80킬로그램이 넘는 육중한 몸을 이끌고 늘 택시를 기다리며 서 있곤 했다. 걷기라는 좋은 습관을 갖게 되면서, 지금은 65킬로그램의 가뿐한 몸을 유지하고 있다.

몸짱까지는 아니더라도 다부진 몸매는 그럭저럭 봐줄 만하다. 또 1년에 한 번 받는 건강검진에서 건강하다는 검진 소견을 듣고 있다.

앞에서도 얘기했듯이, 선순환의 주기를 타면 걷는 것이 즐거워지고 뇌도 싱싱해진다. 그렇게 되면 걷는 것이 더 즐거워진다. 물론 선순환을 타기까지는 피나는 노력이 필요하다. 이 세상의 모든 일에는 공짜가 없다.

기쁜 일이 있으니까 웃는다. 하지만 기쁜 일이 없어도 웃으면 기쁜 일이 생긴다.

걷기도 똑같다. 좋은 일이 있으니까 걷는다. 하지만 좋은 일이 없어도 일단 걷다 보면 좋은 일이 생긴다. 첫걸음을 떼는 것이 가장 중요하다. 따라서 특별히 할 일이 없다면 일단 걸어라.

걷는 습관을 몸에 붙이려면 먼저 걷는 수밖에 없다. 아무리 머릿속으로 걷기의 효용가치를 이것저것 따져 봤자 아무것도 달라지지 않는다.

라디오에서 흘러나오는 체조를 들어도 직접 몸을 움직이지 않으면 아무 소용없듯이, 자신의 두 다리로 걷지 않으면 아무 의미도 없다.

앞에서 기분이 꿀꿀할 때는 일단 걸어 보라는 처방전을 제시했다. 바로 효험을 본 사람도 있을 것이고, 걷는 동안 상쾌한 기분을 맛본 사람도 있을 것이다. 반면에 "잘 모르겠는데요. 기분이 상쾌해지기는커녕 힘들기만 해요" 하고 투덜대는 사람도 분명 있을 것이다.

하지만 포기하지 않고 자신의 페이스대로 꾸준히 걸어라. 휴일날 할 일 없이 리모컨만 구박하느니, 시원한 공기를 마시며 걸어 보자.

분명 몸과 마음의 변화를 느낄 수 있는 날이 찾아올 것이다. 그리 멀지 않은 시간에.

걷기가
싫증나면
멈추어라

★　　　지금까지 '걸어라, 일단은 걸어 보라'고 당신의 걸음을 재촉했다. 그럼, 마지막으로 멈춰 서야 할 때를 이야기하면서 제2장을 마무리하고자 한다.

걸으면 몸에도 뇌에도 두루두루 좋다는 것은 사실이다. 하지만 하루에 1만보 걷기, 매일 15킬로미터 걷기, 매일 1시간씩 꼭 걷기 등등의 과제를 부과하는 것은 바람직하지 못하다.

우울한 기분을 달래기 위해 걷는 사람은 특히 그렇다. 걷기가 싫증나면 멈춰 서면 그만이고, 다리가 아프면 버스를 타고 집에 돌아오면 된다. 더 이상 걷고 싶은 기분이 나지 않을 때 나는 그렇게 한다.

걷는 동안 좀 더 색다른 장소를 걷고 싶으면 전철을 타고 이동

할 때도 있다. 기분 내키는 대로, 발길 닿는 대로 걷자는 것이 나의 걷기 철학이다.

근면 성실한 모범생에게 걷기를 추천하면 다음과 같은 질문이 돌아온다.

"하루에 몇 걸음 이상 걸어야 선생님이 말씀하시는 효과가 나타납니까?"

아무리 몸에 좋다고 해도 걷기는 병원에서 처방하는 약이 아니다. '하루에 1만보 이상, 3회씩 나누어 복용하세요'라는 규칙은 없다는 뜻이다.

그런 질문을 받으면 나는 "우선은 걸어 보게. 걷다가 힘들거나 싫증이 나면 돌아오면 되니까"라고 대답한다.

걷다 보면 '오늘은 이쯤에서 산책을 마무리 짓자'는 신호가 분명 올 것이다. 걷는 동안에 뇌는 재잘재잘 수다를 떤다. 그리고 여러 가지 제안을 한다.

'오늘은 날씨가 좋으니까 좀 더 걸어 봐.'

'돌아가는 길에 서점에 들르는 건 어때?'

이런 뇌의 목소리에 그대로 따르면 된다.

'좀 피곤한데, 그만 돌아가자'고 뇌가 말할 때, '아냐, 아냐. 이 정도 걸어선 효과가 없다고. 조금만 더 힘을 내' 하고 강요해서는 안 된다.

우리는 '열심히, 더 열심히!' 자신을 채찍질하는 것을 미덕으로 삼고 있다. 정해진 목표를 달성하지 않으면 마음이 개운하지 않다. 그런데 이런 지나친 성실함이 때로는 스트레스로 이어진다는 사실을 아는가?

따라서 '일단' 걸어 보자고 느긋하게 마음을 갖는 것이 중요하다. '일단' 걷는 일에 목표나 기록 따위가 필요할 리 없다. 동네 한 바퀴만 걸어 보자는 가벼운 마음이면 충분하다.

취미 생활까지 아등바등하면서 100점을 딸 필요는 없지 않은가?

당신은 걷는 즐거움을 느끼기 위해 걷는 것이지, 목표를 달성하기 위해 걷는 것이 아니다.

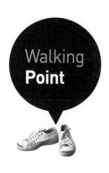

1 스트레스가 팍팍 쌓일 때 우리의 머릿속은 맹렬하게 전투 중
   이다.

2 걸으면 뭐든지 해낼 수 있을 것 같은 용기와 자신감이 샘솟
   는다.

3 스트레스가 쌓이면 면역력이 떨어지고 병에 걸리기 쉽다.

4 면역력을 높이기 위해서는 자연의 기운을 흠뻑 느낄 수 있는
   산책로를 걷는 것이 좋다.

5 걸으면 기분이 좋아진다는 사실을 뇌에 각인시켜 두면, 우울
   할 때도 걷고 싶은 마음이 생긴다.

6 고민거리가 있다면 사랑하는 사람과 산책하라.

7 인간관계가 술술 풀리지 않을 때는 가까운 친구와 함께 걸어
   보자. 자신이 혼자가 아니라는 사실을 깨닫게 된다.

8 좋은 일이 있으니까 걷는다. 좋은 일이 없어도 일단 걷다 보면
   좋은 일이 생긴다.

제3장

창조력을 높여주는
창의적 걷기

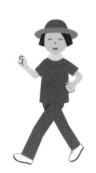

준재는 마차를 타고,
천재는 걷는다.

                  − 루이. S. 메르시에

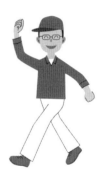

왜

창의적인 걷기가

뇌에 좋은가?

★ 　　제3장에서는 조금 색다른 걷기법을 소개하고자 한다. 걷기에 부가가치를 매긴다고 할까? 프리미엄 걷기라고 해야 할까?

그냥 걷는 것이 아니라, 걸으면서 다각도로 뇌를 자극한다는 의미에서 '창의적인 걷기(creative walking)'라는 이름을 붙여 보았다.

혼자서 그저 묵묵히 걷기만 하는 건 도무지 재미가 없다고 투덜대는 독자에게 특히 강추하고 싶은 방법이다.

나는 혼자서 걷는다. 그것도 묵묵히. 하지만 오감을 총동원하기 때문에 뇌를 부지런히 움직인다. 그렇지만 모든 사람들이 내 방법을 선호하는 것은 아니다.

몇몇 젊은이들과 기분 좋게 걸을 때의 일이다. 내 뒤를 졸졸 따라오던 한 친구가 "선생님 어디까지 가실 겁니까?" 하고 물었다.

어디까지 가겠다는 목표 지점은 특별히 정하지 않았다.

"왜 힘든가?" 하고 나는 되물었다.

"아뇨. 힘들지는 않지만 걷기만 하니까 좀 재미가 없어서요."

그 친구 이야기를 듣는 순간, '아차' 싶었다. 그저 무작정 걷기만 하는 것은 재미없다고 느끼는 사람도 있다는 사실을 그때 처음 깨달았던 것이다. 나는 자연 속을 유유자적 걷는 것만으로도 행복하지만, 그렇지 않은 사람도 있다.

뇌가 반응하는 방식은 사람마다 다르다. 자연을 벗 삼아 걸으면 누구나 좋아할 것이라고 믿어 의심치 않았던 내 선입관이 문득 부끄러워졌다. 그러고 보니 내가 아는 어떤 지인은 벌레 우는 소리가 단지 잡음으로밖에 들리지 않는다고 했던 기억이 났다.

대자연 속을 걷더라도 뇌가 즐겁지 않으면 걷기의 가치는 반감하고 만다. 그래서 나는 걷기에 플러스알파의 자극을 주면 어떨까 생각해 보았다.

예를 들면, 노래 부르면서 걷기! 노래 부르기가 뇌에 쾌감을 준다면 걷기의 효과는 껑충 뛸 것이다. 노래를 부르면 자연스럽게 어깨가 쫙 펴지고 리듬을 타면서 걸을 수 있다.

중요한 것은 오감을 통해 얻은 쾌감을 어떻게 뇌에 전달하느냐 하는 것이다.

우리는 오감(시각, 청각, 후각, 촉각, 미각) 중에서 시각을 통해 대부분의 정보를 얻는다. 다른 동물에 비해 청각과 후각은 뛰어나지 않다. 오히려 시각의 보조 수단으로 청각과 후각이 존재한다는 느낌이 들 정도다.

우리가 걷는 동안에도 대부분의 정보는 시각을 통해 받아들여지는데, 시각에만 의존하다 보면 뇌에 도달하는 정보에는 한계가 있다. 정보가 적으면 뇌는 그만큼 활동량이 줄어든다.

게다가 자연에 흥미가 없는 사람의 뇌에는 시각 정보조차 잘 입력되지 않는다. 뇌 속에 저장되지 못하고 스르르 빠져나가 버린다.

새로운 정보를 뇌에 입력하지 못하면 뇌는 하루가 다르게 늙는다. 따라서 다양한 자극으로 뇌를 싱싱하게 돌아가게 해야 한다.

자연뿐만 아니라 익숙해진 길을 걸을 때도 그저 멍하니 걷다 보면 시각 정보가 뇌에 도달하지 못한다.

어느 날 늘 지나치던 거리에 새로운 건물이 말끔하게 지어져 눈을 휘둥그레 뜨고 쳐다보지만, 예전에 그 자리에 뭐가 있었는지 기억해 내지 못하는 사람이 의외로 많다. 하지만 그 자리가 혹 꽃집이었다면, 꽃향기를 맡다가 불현듯 예전의 자취를 기억해 낼 것이다.

뇌에 도달하는 정보는 다양한 경로로 입력되는 것이 바람직하다.

그렇다면 어떻게 하면 정보를 다채롭게 뇌에 전달할 수 있을까?

그럼, 지금부터 창의적인 걷기로 그 방법을 찾아가 보자.

'하하하'
웃으면서
걷기

★　　창의적인 걷기 가운데 첫 번째로 소개하고 싶은 방법은 '하하하' 웃으면서 걷기다.

환하게 웃으면서 걸을 때 가장 많은 정보가 뇌에 입력된다. 하지만 혼자 걸으면서 싱글벙글 웃을 수는 없는 노릇이다. 갑자기 재미있는 이야기가 생각나서 깔깔깔 웃었는데, 마침 지나가던 사람이 보다가, "당신 뭐야. 내가 그렇게 우습게 보여!" 하고 엉뚱한 오해를 할 수도 있다.

누군가와 마주치는 순간, 하필 그때 바나나 껍질을 밟고 꽈당 넘어진 친구의 모습이 떠올라 자기도 모르게 피식 웃었다고 하자. 당연히 그런 사실을 모르고 지나가던 사람은 얼굴을 붉히며 화를 낼 것이다. 자신의 즐거움이 타인에게 불쾌감을 안겨 준다면 낭패

일 것이다.

예로 든 사례는 단순히 웃을 수만은 없는 우스운 이야기지만, 실제로 산책을 하면서 걷다 보면 뇌가 활성화되기 때문에 재미있는 추억이 새록새록 떠오를 때가 있다. 걷다가 자기도 모르는 사이에 빙그레 미소 지은 경험은 누구나 한 번쯤 있을 것이다.

그러니 나 홀로 산책할 때는 주위를 한 번쯤 살피며 씨~익 웃자!

물론 여럿이서 함께 걸을 때는 하하하, 호호호 신나게 웃으면서 걸으면 걷는 재미가 배가 된다.

웃을 때는 인간을 인간답게 만들어 주는 뇌인 대뇌신피질이 활발하게 활동한다. 즉 웃음은 인간다움의 표현이다. 대뇌신피질이 발달하지 못한 개나 고양이는 아무리 애를 써도 웃을 수 없다.

"아닌데요. 우리 집 강아지는 매일 절 보고 웃는데요"라고 지금쯤 고개를 갸우뚱하는 독자가 있을지 모르겠다.

강아지의 미소는 '강아지가 웃고 있다'고 인간이 상상하는 것에 불과하다. 유인원인 침팬지는 가까스로 웃는 얼굴을 지어 보일 수 있다. 하지만 인간과 같이 천만 가지 표정으로 웃을 수는 없다.

그렇다고 억지로 웃을 필요는 없다. 환한 표정으로 이야기를 나누는 것만으로도 대뇌신피질의 신경 회로망에는 불이 환하게 켜진다. 물론 대뇌신피질에만 불이 들어오는 것이 아니다. 기쁨의 감정은 본능을 관장하는 대뇌변연계로부터 솟아오른다. 이 쾌감을 안면 근육에 지시를 내려 완벽한 미소로 완성하는 것이 대뇌신피질이다.

웃음도 뇌 전체가 관여하는 공동 작업이다. 다시 말해 뇌가 건강하지 않으면 풍부한 표정을 지을 수 없다. 나이가 들면 얼굴에서 점점 표정이 없어지고 굳어 버린다고 한다. 젊게 살고 싶다면 웃음을 잃지 마라.

늘 빙그레 미소 짓는 모습은 조금만 신경 쓰면 할 수 있는 일이다. 얼굴에서 웃음을 잃지 않는 가장 좋은 방법은 마음이 맞는 친구와 즐겁게 웃으면서 걷는 것이다. 걸으면 기분이 좋아진다는 사실은 거듭 밝혔다. 기분이 좋을 때는 조금만 흥이 나도 웃음보가 터지게 마련이다. 그럴 때는 하하하 웃으면 된다.

"아줌마 셋이 모여서 걸으면 접시가 다 깨질 것 같아. 웃는 소리가 너무 시끄러워서 옆에 있을 수가 없다고" 하며 투덜대던 친구가 생각난다.

나는 그 친구에게 이렇게 말해 주었다.

"에이, 이 사람아. 크렘린처럼 웃지 않는 자네가 오히려 더 큰 문제야. 그러다 치매 걸려."

자극을 받지 못하는 뇌는 늙는다. 만약 내가 아주머니들 꽃밭에 있었다면, 슬그머니 이야기에 끼어들었을 것이다. 깔깔깔 웃으면서 걸을 수 있는 기회는 그리 흔하지 않으니까.

음악을
들으면서
걷기

★   좋아하는 음악을 들으면서 산책을 즐기는 사람이 있다. 특히 거리에 나가 보면, 귀에 이어폰을 꽂고 몸을 흔들면서 걷고 있는 젊은이들을 만나기란 그리 어려운 일이 아니다.

빽빽한 빌딩 숲에 근무하는 직장인들은 일에 치여서 걸을 시간이 없다. 그래서 퇴근길에 전철 한두 정거장 걷기를 실천하는 건강한 직장인들이 많다. 그런 사람들 중에는 길거리의 소음을 피하기 위해 음악을 들으면서 걷는 사람들도 있다. 내가 아는 지인 중에도 그런 젊은이가 있다. 다른 소리가 차단되어서 조금 위험해 보이지만, 익숙해지면 괜찮다고 한다.

호기심이 생겨서 그 청년에게 이것저것 물어보았다. 그러자 좋아하는 음악에 푹 빠져서 걷고는 있지만, 청각을 음악에 빼앗긴

만큼 시각은 주위를 세심하게 살핀다는 대답이 돌아왔다.

오히려 이어폰을 끼지 않고 걸을 때보다 훨씬 더 주의 깊게 보게 되는 것 같다는 것이다.

예를 들면, 창문 너머의 진열품이 바뀌면 바로 알 수 있고, 가게 앞에 내놓은 레스토랑 메뉴판에도 눈이 간다고 한다. 음악을 들으면서 머릿속으로는 '내일 점심때 한번 가 볼까' 하는 생각도 떠오른다는 것이다.

도심의 잡음 대신 좋아하는 음악을 들으면서 기분 좋게 걷는 것이리라. 하지만 도시의 거리는 위험한 요소로 가득하다. 청각으로 인지할 수 있는 위험 인식 정보가 차단될 수도 있기 때문에 여전히 불안은 남는다.

때문에 이어폰을 꽂고 걷는 것은 적극적으로 권할 수 있는 방법은 아니다. 하지만 도심 한가운데에서도 뇌를 편안하게 쉬게 할 수 있는 방법이 있다는 사실은 흥미로웠다.

내가 아는 지인 중에는 좀 더 안전하게 음악을 즐기는 사람이 있다. 한적한 교외에서 살고 있는 그 친구 역시 날씨가 좋으면 MP3 플레이어를 들고 산책을 한다. 40분 정도 걸으면 마을 풍경이 한눈에 보이는 언덕 위에 닿는다고 한다.

시원한 바람이 산들 부는 벤치에 앉아서 좋아하는 음악을 듣는다. 그리고 보온병에 담아 온 따뜻하고 맛있는 커피를 천천히 음미한다고 한다.

눈은 경치를 즐기고 귀는 음악을 즐긴다. 산들바람은 피부를 기분 좋게 자극하고, 진한 커피향과 맛은 후각과 미각을 자극한다. 말 그대로 오감의 향연이다.

차로 가는 것이 아니라, 시간을 들여서 걸어가는 것이 좋다. 경치 좋은 곳에서 좋아하는 음악을 듣고 싶다는 설레는 마음으로 걸을 때, 뇌는 이미 행복해진다. 이렇듯 기분 좋게 하루하루를 보낸다면, 우리의 뇌는 아마도 영원히 젊게 살 수 있으리라.

콧노래를
흥얼거리며
걷기

★　　'행복하세요. 그럼 박수를 쳐 보세요'라는 노래 가사가 있다. 때로는 걷다가 손뼉을 치거나 리듬에 맞춰 손을 흔들고 싶을 때가 있다. 뇌가 행복에 겨워할 때, 그 쾌감을 표현하고 싶은 것이다.

기분 좋게 걸을 때 자신도 모르게 콧노래를 흥얼거리는 경우가 있다. 노래하겠다고 마음먹고 노래하는 것이 아니라, 문득 흥얼거리고 있는 자신을 발견하는 것이다.

뇌가 편안한 상태란 바로 이런 순간이다. 이때 나오는 노래를 애써 막지 마라. 마음 가는 대로 리듬을 타면 된다.

뇌가 무의식적으로 펼치는 행동을 거부하지 않는 것도 뇌를 싱싱하게 만드는 방법 가운데 하나다.

"창피하게 어떻게 흥얼거리며 거리를 활보해요. 애들도 아니고."

이렇게 지레짐작하는 독자분들, 걱정 마시라. 도심 한복판에서는 무심결에 콧노래가 나오는 일은 없을 테니까.

번화가가 아니라도 낯선 사람이 지나가는 거리에서는 자신도 모르게 긴장하기 때문에 콧노래가 나올 리 없다.

하지만 누군가와 함께 걷고 있을 때 상대가 기분 좋게 허밍을 시작하면, 자신도 모르게 그 노랫소리에 맞춰 합창을 하게 된다. 사랑하는 사람과 산책할 때 상대방이 콧노래를 흥얼거리면, 어린 시절의 소풍날처럼 즐거운 기분에 젖어든다.

흥미로운 사실은 사람들이 있는 거리에서 콧노래를 시작하는 쪽은 대개 여성이라는 점이다. 일반적으로 여성은 대인관계를 소중히 여기고, 상대방과 자신을 일체화시키고 그것을 즐기려는 경향이 있다. 자신이 먼저 마음을 열고 편안해짐으로써 무의식적으로 편안한 분위기를 고조시키려는 것인지도 모른다.

반면에 남성은 아무리 기분이 좋아도 함께 있는 사람이 웬만큼 친한 친구가 아니면, 콧노래가 절로 나오는 경우가 거의 없다. 나자신을 돌아봐도 남자의 뇌는 딱딱한 돌덩이 같다는 생각을 하지 않을 수 없다.

남성 쪽이 여성에 비해 유연성이 떨어지는, 노화하기 쉬운 뇌를 갖고 있는 것이다. 따라서 혼자 걸을 때 주변에 아무도 없다면 작은 소리로 좋아하는 노래를 불러 봐라. 흥이 나면서 발걸음이 더 가벼워질 것이다.

음정이 틀려도, 박자가 좀 맞지 않아도 괜찮다. 흥겨운 가락으로 뇌를 자극하는 것이 무엇보다 중요하다.

시를
지으면서
걷기

★　　자연 속을 거닐면서 시를 짓는다! 상상만 해도 근사하
지 않은가.

이것이 뇌 건강과 육체 건강에 두루 좋다는 것은 두말하면 잔
소리다. 아름다운 자연 풍광을 언어로 옮기는 것이 시라고 한다
면, 시를 짓는 행위에는 걷기, 관찰, 사색 등 뇌를 깨우는 모든 요
소가 응축되어 있다.

무조건 어렵다고 생각하지 말고 한번 시도해 보자. 시를 좋아
하는 친구와 함께 해도 좋고, 동호회에 가입해 선배로부터 조언을
구해도 좋다. 그렇다고 시인이 되라는 것은 아니다. 뇌를 젊게 만
드는 것이 목적이라면 자신만의 스타일로 지어도 상관없다. 시의
완성도보다는 시를 지어 본다는 것 자체가 중요하다.

시 짓기는 우뇌를 단련하는 효과가 있다. 우뇌란 뇌 후두부 우측 영역으로, 소리나 빛, 감정 등의 정보를 관장하기 때문에 '이미지 뇌'라고도 한다. 예술 활동이나 취미 생활, 스포츠를 즐길 때는 우뇌가 활발하게 움직인다. 참고로, 뇌 후두부 좌측 영역을 좌뇌라고 한다. '언어 뇌'라고도 하는 좌뇌는 언어나 논리에 관한 정보 처리를 주로 관장한다.

가령 오솔길을 걷다가 앙증맞은 제비꽃이 피어 있는 것을 보고 저절로 발길이 멈췄다고 하자. 이때 감동하고 있는 곳은 우뇌다. 하지만 우뇌에는 이 감동을 언어로 치환할 수 있는 능력이 없다.

그래서 뇌량(우뇌와 좌뇌를 연결하는 다리)을 통해 좌뇌에 말로 표현하지 못하는 감동을 전한다. 자신이 느낀 감동을 다른 사람도 이해할 수 있는 언어로 바꿔 달라고 부탁하는 것이다.

요컨대 좌뇌가 언어를 생각하고, 우뇌는 다시 이 언어가 자신이 느낀 감정에 부합하는지를 음미하면서 서로 주거니 받거니 정보를 교환한다. 결과적으로 한 편의 시가 탄생한다.

걸으면서 시를 짓는 일은 쉬운 일이 아니다. 하지만 자신이 보고 듣고 느낀 심상을 언어로 표현해 가는 과정은 두뇌 계발에 엄청난 효과가 있다. 일단은 시도해 보자.

나는 시인은 아니지만, 걷는 동안에는 시인의 마음으로 발걸음을 옮긴다. 걷는 순간만큼은 나도 시인이 된 것 같다. 역시 신비로운 걷기의 힘이다.

자신과
대화를 나누면서
걷기

★　　　나는 친구와 함께 담소를 나누면서 걷는 것을 좋아한다. 마찬가지로 혼자서 걷는 것도 좋아한다. 어느 쪽이 더 좋다고 꼬집어 말할 수 없을 정도로 각각 나름의 즐거움이 있다.

굳이 구분하자면 혼자서 걸을 때는 충전하고 싶을 때고, 친구와 걸을 때는 발산하고 싶을 때다.

특히 홀로 숲 속을 거닐 때, 내 마음은 한없이 충만해진다. 말로 표현할 수 없는 쾌감이 온몸 구석구석까지 차오를 때, 나는 그 감각에 몸을 맡기고 아무 말 없이 걷는다.

조금 과장되게 표현한다면, 큰 자연의 리듬과 작은 나의 리듬이 서로 녹아서 하나가 된 듯한 일체감을 맛본다.

이런 시간이 찾아오면 나도 모르는 사이에 자신과 대화하면서 걷는 나를 발견하곤 한다.

"다 잘 될 거야!"

내면의 목소리가 들려온다. 내가 그렇게 생각하는지도 모르고, 눈앞에 보이는 전나무가 그렇게 말해 준 건지도 모른다.

저절로 "고마워!"라는 감사의 말이 나도 모르는 사이에 입에서 새어 나온다.

숲속에 우뚝 선 바위가 넌지시 말을 건넨다.

"뭘 그렇게 욕심내니?"

"그렇지……"

나는 고개를 끄덕인다.

이런 대화가 나는 즐겁다.

특별히 뭔가 생각할 게 있어서 숲에 가는 것이 아니다. 오히려 그 반대로 자연의 리듬에 몸을 맡기고 머리를 비우기 위해 갈 때가 많다.

그렇게 아무 생각 없이 걸을 때 문득 소리가 들린다. 떠오르는 이미지라고 해도 좋다. 훌쩍 떠오르는 이미지와 대화를 나누면서 걷는다.

자연과 대화를 나누는 즐거움은 옆에 누군가 있으면 도저히 불가능하다. 그런 기분이 되지도 않고, 설령 그런 기분이 들어 전나무에게 말을 건다면 아마도 친구가 이상하게 볼 것이다. 자기 자신과 나누는 대화는 홀로 즐기는 즐거움이다.

일상생활을 영위하면서 자신을 되돌아볼 기회를 갖기는 힘들다. 바쁘게 돌아가는 일상도 이유의 하나지만, 그보다 인공물에 둘러싸인 생활환경에서 자신과 마주하기란 쉽지 않은 일이기 때문이다.

홀로 대자연 속을 걸어 보자. 순수한 마음으로 자신의 내면과 만날 수 있다.

자연을
관찰 메모하면서
걷기

★　　뇌를 젊게 유지하기 위해서는 주변의 사소한 변화도 소홀히 해서는 안 된다.

"어머, 저 장미꽃 좀 봐. 근데 원래 여기에 장미꽃이 있었던가!" 하고선 아무 생각 없이 지나쳤다면, 이미 당신의 뇌는 노화가 진행되었을 가능성이 높다.

건망증이 생기는 것은 어쩔 수 없지만, 자신의 건망증에 무심해지면 뇌의 노화에는 가속도가 붙는다.

원래 우리의 뇌는 깜빡깜빡 잘 잊는다. 이미 지나간 일을 잊지 않고서는 쉴 새 없이 밀려오는 새로운 정보를 받아들이기 힘들다. 기억 창고에 단단히 저장해 둔 기억이라도, 한 달이 지나면 20% 정도밖에 기억나지 않는 것이 보통이다. 따라서 깜빡 잊는 것은 어쩔 수 없다. 중요한 것은 건망증에 익숙해지지 않도록 사소한 변화를 소홀히 하지 않는 것이다.

뇌의 기억 회로망에 불이 꺼지지 않게 하려면 약간의 기교가 필요하다. 가장 간단한 방법은 메모하기! 망각에 대비해 미리미리 기록해 두면, 건망증 따위는 두렵지 않다.

꽃이나 나무에 관심이 없는 사람이라도 '장미꽃이 만발한 계절의 여왕, 5월입니다'라는 멘트가 나오는 아침 뉴스를 접하면, 그날 오후 산책할 때 '아, 정말 장미꽃이 피었네' 하고 계절의 변화를 실감하게 된다. 바로 이 신선한 자극을 메모해 두는 것이다.

'5월 1일, 장미꽃이 활짝 피었다.'

메모 내용은 이 한 줄이면 충분하다. 이렇게 크고 작은 자연의 변화를 기록해 놓으면, 다음해에 장미꽃이 피었을 때 비교하기도 좋다. 이것이 모이면 훌륭한 자연의 관찰 일지가 된다. 공원에 핀 꽃이 1년 동안 어떤 변화를 겪는지 그 과정을 관찰하고 기록해 놓는 것이다. 꽃 한 송이가 계절의 변화를 생생하게 전해 줄 것이다.

메모를 하면 굳이 그 일을 기억하지 않아도 된다. 하지만 글로 흔적을 남겨 두면 애써 기억하지 않아도 기억 창고에 오래 남는다. 쓰는 행위가 뇌에 자극을 주기 때문이다. 따라서 산책 도중에 생각나는 일이 있으면 뭐든지 기록해 두자.

이처럼 메모는 작은 변화를 무심코 흘려버리지 않게 붙들어 주는 훌륭한 도구다.

"뭘 메모하면 좋을까요?" 하고 고개를 갸우뚱하는 독자를 위해 한마디!

예를 들면, 산책하다가 유난히 눈길이 가는 나무를 간단하게 묘사해 보면 어떨까. 메모니까 10초 정도면 충분히 가능하다. 그날의 공원 풍경을 한 문장으로 남겨도 좋을 것이다.

요컨대, 처음 접하는 일이 생기면 짧게 기록해 두는 것이다. 처음에는 귀찮을지 모르나, 계속 기록하다 보면 자신의 관심사로 기록일지가 압축된다. 자연을 관찰하는 예리한 안목을 키워 줄지도 모른다.

사소한 발견을 소중히 여기는 것이 싱싱한 뇌를 만드는 첫걸음이라는 사실부터 당장 메모해 두자!

사진을

찍으면서

걷기

★　　　요즘은 스마트폰의 보급으로 걷다가 사진을 찍는 사람들이 많아졌다. 스마트폰이나 디지털카메라를 이용해 메모 대신 사진으로 기록을 남기는 것이다.

공원에 꽃이 피면 카메라를 살짝 누른다. '산책로 공사 중'이라는 푯말이 보이면 다시 찰칵! 낯선 나무를 보면 다시 또 한 장.

이렇게 메모 대신 찍은 사진을 분류해서 스마트폰이나 컴퓨터에 저장해 둔다. 마음에 담아 둔 풍경을 컴퓨터에 저장해 놓고, 자신의 페이스북이나 카카오스토리 또는 블로그에 올려서 소중히 간직한다.

1년이라는 시간을 풍경 사진에 옮겨 두는 것도 흥미로운 일이다. 같은 장소를 시간차를 두고 매번 똑같은 각도에서 촬영하는 것이다. 계절마다 옷을 갈아입는 산의 화려한 변신이 파노라마처럼 컴퓨터 화면에 나타난다.

스마트폰 사진에는 촬영한 날짜가 기록으로 남기 때문에, 몇월 며칠에 찍은 사진인지 바로 알 수 있다. 톡톡 튀는 아이디어에 따라서는 아주 재미있는 기록을 남길 수도 있다.

스마트폰은 스케치 메모로도 안성맞춤이다.

산책하다가 난생처음 보는 꽃을 보고 이름이 궁금하다면, 스마트폰에 담아 둔 뒤 집에 돌아와서 백과사전을 찾아본다. 스마트폰에 찍힌 사진과 백과사전을 비교하면서 꽃 이름을 찾는 것이다.

위에서 혹은 옆에서 여러 장을 찍어도 되고, 잎이 특이하다면 잎을 확대해서 찍어 둔다. 꽃 이름을 알아낸 뒤에는 불필요한 사진은 삭제하면 된다.

나는 요즘 스마트폰의 매력에 흠뻑 빠져 지낸다. 그렇다고 손으로 직접 기록하는 메모 습관을 게을리 하는 것은 아니지만, 여러모로 편리한 스마트폰이 요즘은 내 사랑을 독차지하고 있다. 찰칵찰칵 눌러대도 필름 걱정하지 않아도 되고, 촬영과 동시에 바로 확인할 수 있다는 점도 신기할 따름이다.

친구들과 기념사진을 찍을 때, 예전에는 눈을 감았다고 사진을 다시 찍자며 실랑이를 벌이던 웃지 못할 추억도 있었지만, 요즘에는 스마트폰 덕분에 사진 못 나왔다고 실망할 일은 없을 것 같다. 인물 수정까지 가능한 세상이니 요지경 세상이다.

갑자기 걷기 예찬론자에서 스마트폰 예찬론자로 변신한 것 같지만, 신기한 장난감의 작동법을 익혀 가는 재미도 뇌를 젊게 만든다.

재미있게 걷기 위한 도구를 다루는 동안, 당신의 뇌는 한 뼘 자라고 있으리라.

관광지도를

보면서

걷기

★   여행지에서 누릴 수 있는 가장 큰 즐거움은 낯선 거리를
걷는 것이다. 땅에 발을 딛고 직접 걸어 보지 않으면 여행지만의
독특한 정취를 느낄 수 없다.

만약 문화 유적지에 도착한 뒤 택시를 타고 한 바퀴 빙 둘러본
다면, 뇌가 느끼는 감동은 그다지 크지 않을 것이다.

옛 도읍지로 관광을 떠났다면, 나는 만사 제쳐 두고 거리를 활
보한다. 그것도 쭉쭉 뻗어 있는 대로가 아니라, 골목골목을 누비
며 선인들의 정취를 온몸으로 느낀다. 뒷골목 탐방을 즐기다가 대
대손손 내려오는 고가(古家)를 발견하는 행운을 잡기도 한다.

관광지를 걸을 때, 나는 지역 관광협회에서 제공하는 관광지도
를 꼭 챙긴다. 유명한 관광 명소와 맛집만 소개되어 있는 경우가

대부분이지만, 그래도 관광지 탐방을 할 때는 꽤 쓸 만하다.

낯선 거리를 걷기 전에 먼저 관광지도를 보고 대강의 동서남북을 머릿속에 표시한다. 그리고 내가 서 있는 위치를 가늠한 다음, 대충 어느 방향으로 걸어갈 것인지 정한다. 그리고 걷는다. 미지의 나라로.

방향을 어림잡아 알아 놓으면 골목길, 샛길을 마음 놓고 누빌 수 있다. 관광지도는 세밀한 위치 파악은 어렵지만, 관광지 전체를 아우르기에는 더할 나위 없이 좋다.

만약 미지의 나라에서 길을 잃었다면, 지나가는 사람에게 물어보면 된다. 관광지도에 나와 있는 명승지쯤은 그 지역 주민이라면 누구라도 쉽게 가르쳐 줄 수 있을 테니 말이다. 행인이 가리키는 방향을 머릿속 대강의 지도에 맞추면, 자신이 어느 방향으로 가고 있는지 가늠할 수 있다.

요즘에는 지도를 보는 법을 모르는 사람이 점점 늘고 있다고 한다. 아마도 지도를 읽는 능력보다 방향 감각을 인지하는 능력이 떨어졌기 때문은 아닐까.

머릿속에 동서남북을 염두에 두고 대강의 지도를 그리면서 걸어 보자. 걷는 즐거움은 물론 방향 감각을 키우는 학습의 장이 될 수도 있다.

드라이브
하면서
걷기

★ 　드라이브는 하루 종일 차를 타고 경치 좋은 곳을 달리는 것이라고 착각하는 사람이 많은 듯하다. 하지만 내가 즐기는 드라이브는 걷기와 함께하는 드라이브다. 나는 우선 전망 좋은 곳까지 차를 몰고 간다. 그리고 안전한 곳에 주차를 한 뒤, 차에서 내려 두 발로 경치 좋은 곳곳을 누빈다.

교외도 좋고 관광지도 좋고 자연도 좋다. 자신의 두 발을 직접 땅에 딛고 걸어 보지 않으면 아름다운 풍경을 머릿속에 남길 수 없다. 사람이 걷는 속도가 뇌가 정보를 받아들이기에 적합한 속도이기 때문이다.

차창 너머로 흐르는 듯 움직이는 바깥 풍경을 바라보는 것도 물론 근사한 일이다. 하지만 감탄사가 나오는 건 그때뿐이고, 집에 돌아오면 아무 기억도 남지 않는다. 차 안에서 본 풍경은 대부분 시각 정보에서 그치기 때문이다. 더욱이 속도가 너무 빨라서, 시시각각 변화하는 풍경을 느긋하게 즐길 수 없다.

"아, 오늘 드라이브 정말 좋았어" 하면서도, 특별하게 떠오르는 기억이 없었던 경험이 누구나 한 번쯤은 있을 것이다.

뇌에 기분 좋은 자극을 주고 드라이브를 배로 즐기고 싶다면 걸어라. 드라이브하면서 걷는 것이다.

경치가 좋은 곳이 나오면 차를 세우고 그 주변을 직접 걸어 보는 것이 가장 좋다. 다만, 차를 아무 곳에나 주차할 수는 없는 노릇이므로 드라이브하면서 걷기 위해서는 사전 준비가 필요하다.

먼저 지도를 보면서 미리 근처의 주차장을 알아 둔다. 20분이나 30분 정도 세워 놓고, 마을 풍경과 자연을 감상하면서 걷는 것이다.

차 안에서 맛볼 수 없었던 청량감이 온몸에 '쏴' 하고 퍼진다. 차를 타고 달릴 때는 깨닫지 못했던 수많은 것들이 보인다. 이때 받은 좋은 느낌을 기억 속에 차곡차곡 쌓은 다음, 다시 차를 타고 이동한다.

달릴 때의 속도감과 걸을 때의 여유가 기분 좋게 뇌를 자극한다.

걷기를 곁들인 드라이브가 좋은 이유는 특별한 장소를 고집하지 않아도 된다는 점이다. 달리는 차 안에서 풍경을 감상하는 데 그친다면, 최고의 자연 경관을 자랑하는 곳이 아니면 감동하기 힘들다.

하지만 걷기를 곁들인 드라이브는 평범한 언덕이나 모래사장이 펼쳐진 흔한 해안가라도 상관없다. 걷는 동안 관광 명소는 아니지만, 자신만이 느끼는 마음속의 절경을 발견할 수 있다.

여행을 다니다 보면 유명한 관광지보다 조용한 오솔길이 기억에 두고두고 남을 때가 있다. 이는 오감을 통한 자극이 뇌에 자기 자신만의 절경 포인트를 만들어 내기 때문이다.

따라서 신나게 차를 타고 달리는 와중에도 잠시 멈춰 서서 한 번 걸어 보자. 분명 이 세상 최고의 경치를 만나고 있다는 황홀감을 맛볼 수 있을 것이다.

사랑하는
사람과 함께
걷기

★　　나는 강연회에서 '뇌를 깨우는 5가지 계명'을 자주 소개한다. 뇌를 젊게 유지하는 최고의 처방전을 꼽으라면, 이 5가지로 압축할 수 있다.

감동
관심
아이디어
건강
사랑

이 장에서 다양하게 소개한 창의적인 걷기는 이 5가지로 요약

할 수 있을 것이다.

'뇌를 깨우는 5가지 계명'을 의식하면서 걸으면 뇌는 결코 늙지 않는다. 노화가 진행된 뇌라도 젊음을 되찾을 수 있다.

기본은 걷기다. 하지만 걷기가 재미없다고 느낀다면 뇌는 자극을 받지 못한다. 걷기에 흥미가 없다면 감동을 받기 힘들고, 또 반짝거리는 아이디어도 샘솟지 않는다.

출퇴근길의 무미건조한 걷기로는 뇌에 자극을 주지 못한다. 뇌를 감동시키지 못하면 큰 효과는 기대하기 힘들기 때문이다.

그렇다면 어떻게 해야 뇌를 감동시킬 수 있을까?

방법은 다양하다. 이것저것 방법을 궁리하다 보면 감성을 깨울 수 있다.

흥이 나면 노래를 불러도 좋고, 마음이 가는 풍경이 있다면 사진을 찍는 것도 근사하다. 일단은 구미가 당기는 일부터 시도해 보자. 직접 부딪치는 동안, 뇌를 감동시키는 '나만의 방법'을 찾을 수 있다.

그럼, 마지막으로 뇌를 깨우는 5가지 계명 가운데 5번째 '사랑'의 계명에 대해 잠시 이야기를 할까 한다.

사랑이란 전기가 통하듯 우리의 가슴을 설레게 한다. 웃음과 마찬가지로 두근거리는 떨림과 설렘은 뇌를 기분 좋게 자극한다. 그런데 결혼을 하면 가슴 떨리게 하는 대상과 늘 함께할 수 있다.

내가 이렇게 말하면, "엣? 마누라 말입니까? 아이고 말도 안 돼요. 마누라는 여자가 아니라 웬수라고요!" 하며 넌더리를 치는 남자들이 있다.

아마도 멋쩍어서 하는 말일 테지만, 부인 험담만 늘어놓는 남성은 나중에 분명 땅을 치고 후회하게 될 것이다. 나이 들어 병들고 기력 없으면, 그래도 '마누라가 최고'라는 건 경험담에서 나오는 이야기다.

가슴 터질 것 같은 설렘만이 사랑이 아니다. 잔잔하지만 그윽한 향기가 나는 설렘도 분명 사랑이다.

'당신이 곁에 있어서 정말 고맙고 정말 행복해.'

부부가 살면서 이런 느낌이 드는 순간이 있게 마련이다. 없으면 만들면 된다. 하지만 매일 얼굴을 맞대고 있으면, 서로의 소중함을 확인할 수 있는 순간은 영영 찾아오지 않을지도 모른다.

그러니까 걸어라. 사랑하는 사람과 함께 걸어라.

30분이나 1시간 정도 아내와 혹은 남편과 다정하게 걸어라. "산책하러 갈까?"라는 데이트 신청은 말을 꺼내는 쪽도 따라 나서는 쪽도 부담이 없어서 좋다. 산책하는 동안에는 서로 잔소리를 하지 않아도 불평불만을 늘어놓지 않아도 된다.

팔짱을 끼지 않아도 손을 잡지 않아도 된다. 단지 나란히 발을 맞추어 걷는 것만으로도 서로 하나가 되는 일체감을 느낄 수 있다.

걷는 동안, 동반자에게서 느껴지는 은은한 향기가 당신의 마음을 설레게 할 것이다.

오늘 당장 실천해 보길. 단, 한두 번에 그쳐서는 안 된다. 꾸준히 지속하는 것이 사랑의 계명을 지키는 비결이다.

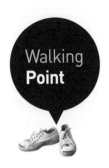

1 뇌를 감동시키는 '나만의 방법'으로 걸어 보자.

2 하하하 웃으면서 걸으면 뇌가 건강해진다. 단, 혼자 걸을 때는 괜한 오해를 사지 않도록 주의할 것!

3 걷는 동안 자신도 모르게 콧노래가 나온다면 뇌가 감동하고 있다는 증거다.

4 시를 지으면서 걸으면 우뇌와 좌뇌가 활발하게 활동한다.

5 주위를 관찰하면서 걸으면 사소한 변화에도 민감해진다.

6 산책 도중에 생각나는 일이 있으면 뭐든지 기록해 두자. 메모는 작은 변화를 무심코 흘려버리지 않게 붙들어 주는 훌륭한 도구다.

7 홀로 대자연 속을 걸어 보자. 순수한 마음으로 자신의 내면과 만날 수 있다.

8 메모지 대신 스마트폰이나 디지털카메라를 활용해 보자.

9 머릿속에 지도를 그리는 훈련을 하면 방향 감각을 기를 수 있다.

10 경치가 좋은 곳이 나오면 차를 세우고 그 주변을 직접 걸어 보는 것이 가장 좋다. 걷기를 곁들인 드라이브가 좋은 이유 는 특별한 장소를 고집하지 않아도 된다는 점이다.

11 '뇌를 깨우는 5가지 계명'은 감동, 관심, 아이디어, 건강, 사 랑이다. 이 5가지 계명을 의식하면서 걸으면 뇌는 결코 늙지 않는다.

12 '당신이 곁에 있어서 정말 고맙고 정말 행복해.' 부부가 살면 서 이런 느낌이 드는 순간이 있게 마련이다. 그러니까 걸어 라. 사랑하는 사람과 함께 걸어라.

제4장

감성을 자극하는
사계절 걷기

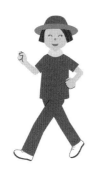

나의 머리는
발과 함께 움직인다.

- 장 자크 루소

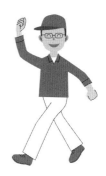

자연에
몸을 맡기며
걷기

★   자연에 몸을 맡기고 걷다 보면, 진정한 행복감이 밀려올 때가 있다.

봄날의 꽃길이나 여름날의 해변을 걷고 있으면 마음 깊은 곳에서 행복감이 샘솟는다. 그런데 왜 행복감은 마음 밑바닥에서 모락모락 피어오르는 것일까? 마음은 바로 뇌다. 즉 우리가 느끼는 행복감은 모두 뇌에서 생기는 것이다.

앞에서도 말했듯이, 행복감은 뇌의 가장 아래쪽에 있는 뇌간에서 솟아오르는 감정이다. 뇌간은 생명을 관장하는 장소이기 때문에 행복감은 생명 그 자체의 기쁨이라고 할 수 있다.

뇌간에서 샘솟는 생명의 기쁨은 신경세포를 통해 뇌 전체로 퍼진다. 마치 서서히 솟아오르듯이 퍼져 나간다. 이때 나오는 뇌파가 바로 알파파다. 우리가 행복감을 느낄 때는 마음(뇌)이 평온할 때이기도 하다.

무수히 많은 신경세포는 식욕이나 성욕을 관장하는 중추(시상하부)를 스쳐가듯 통과한다. 먹는 행위와 성행위가 쾌감을 동반하는 것은 이 때문이다.

또한 신경세포는 학습·기억을 관장하는 해마라는 뇌의 영역을 지나가기도 한다. 행복감과 쾌감이 기분 좋은 기억으로 남는 것은 이 때문이다. 기분 좋은 느낌은 쉽게 기억된다.

마지막으로 우리를 인간답게 만드는 뇌인 대뇌신피질에 도착한 신경세포는 사방으로 그 기운을 뻗쳐 간다.

신경세포가 전하는 쾌감의 흐름은 일방통행이 아니다. 과거에 맛보았던 쾌감 정보가 되살아나면, 대뇌신피질의 사령탑인 전두연합령이 깨어난다. 쾌감 정보는 전두연합령에서부터 뇌간까지, 즉 뇌의 표면에서 안쪽 깊은 곳으로 흘러 들어가 동일한 쾌감을 얻기 위한 행동을 취한다.

이렇게 해서 쾌감은 반복된다.

쾌적한 온도, 향기, 바람, 새소리 등등 쾌감을 일깨우는 정보는 무수히 많다.

이 장에서는 나의 뇌가 좋아하는 사계절 걷기법을 소개하려고 한다. 남에게 자랑할 만한 감성의 소유자는 못 되지만, 계절을 만끽하며 걷고 싶을 때 어느 정도 참고가 될 것이다.

그저 묵묵히 걷기만 하면 금방 싫증이 나기 쉽다. 걷는 즐거움을 1년 365일, 사시사철 느끼면서 걸어 보자.

걸을 때 당신이 행복하다고 느낀다면, 당신의 뇌는 그만큼 젊어진다.

봄 햇살
맞으며
걷기

★　　　나는 늘 머릿속에 지도를 그리면서 걷는다. 내가 살고 있는 집을 중심으로 동서남북 지도를 그린다.

우리 집을 중심으로 조금씩 시야를 넓혀 가면서 동서남북의 포인트가 될 만한 주요 지점을 떠올린다. 그 지역 내에서 마음에 드는 장소를 점찍어 놓는 것이다.

머릿속에 지도를 그리는 일은 즐겁게 두뇌를 훈련시킬 수 있는 작업 중 하나다.

집을 나서며 자신에게 '오늘은 어디로 갈까?' 묻곤 한다. 그러면 내 머릿속의 지도가 화려하게 펼쳐진다. 질문에 떠오르는 답을 그대로 좇아갈 때도 있고, 가다가 맘이 변하면 다른 길로 방향을 틀 때도 있다.

내 머릿속의 지도는 계절마다 모양새를 달리한다. 봄, 특히 이른 봄에는 지도의 남쪽에 커서(cursor)가 고정될 때가 많다. 따뜻한 햇살을 맘껏 누리면서 걷고 싶어진다.

해님을 벗 삼아 걷고 있으면 몸과 마음이 따뜻해진다. 목적지를 딱히 정하고 걷는 것은 아니다.

오늘의 테마는 따뜻한 햇살과 함께 걷기! 길을 걷다 보면 여기저기 조그마한 그림자가 생긴다. 봄에는 해님이 만드는 그림자도 따사롭다.

햇빛은 칼슘 흡수를 돕는 비타민D의 활동을 촉진시킨다. 다정하게 햇살이 내려앉는 봄길을 걸으면서 '지금 나는 뼈가 좋아하는 영양제를 먹고 있다'고 생각하면 절로 마음이 흐뭇해진다.

햇빛의 효능은 이것만이 아니다. 햇빛은 뇌 신경전달물질인 세로토닌을 활성화시켜서 건강한 뇌를 만들기도 한다.

이렇듯 길을 걷다 보면 생각은 꼬리에 꼬리를 물고 이어진다. 따사로운 봄 햇살과 감미로운 바람이 기분 좋게 불어온다.

꽃 이름을
외우면서
걷기

★   만물이 소생하는 봄은 온갖 꽃들이 맘껏 자태를 뽐내는 계절이다. 이곳저곳에서 축제가 벌어진다. 특히 춘심을 사로잡는 벚꽃은 사람들의 눈길을 빼앗는다. 1년에 한 번 피는 벚꽃을 사랑하는 사람들에게는 봄날의 축제가 천국일 테지만, 축제가 열리는 부근에 살고 있는 사람이라면 교통 체증과 소음을 유발하는 축제 인파가 반가울 리 없다.

실제로 벚꽃 축제로 유명한 명소에 가 보면 꽃구경이 아니라, 사람 구경으로 발 디딜 틈이 없다. 왁자지껄한 분위기가 아닌, 알록달록 봄날을 조용히 음미하고 싶다면 주말이 아닌, 주중을 활용하는 것이 좋다.

벚꽃이 필 때쯤이면 인터넷이나 각종 매스컴에서 상춘객을 위한 온갖 정보와 명소를 소개하는 프로그램으로 도배를 하게 마련이다. 한가롭고 조용하게 꽃구경하기 원하는 독자를 위해 조언을 한다면, 이런 매체에서 소개된 곳은 피하는 것이 상책이라는 것이다.

화려한 벚꽃도 좋지만, 인적이 드문 곳을 찾아 헤매다 보면 저마다의 빛깔로 아름다움을 뽐내는 꽃들의 향연에 동참할 수 있다.

처음 보는 꽃은 이름을 찾아서 하나씩 머릿속에 기억해 두자.

꽃은 우리에게 가장 먼저 계절을 알려 주는 고마운 존재다. 늘 그 자리에서 그 모습 그대로 우리를 맞아 준다. 봄이 오면 작년에 피었던 장소에 똑같은 꽃을 피운다. 다만, 1년에 한 번밖에 볼 기회가 없기 때문에, 완전하게 암기하기까지는 시간이 많이 걸린다.

'어, 이 꽃은 작년에도 봤었는데, 이름이 뭐였더라……' 하고 고개를 갸우뚱할 때가 종종 있다.

'뭐였더라. 아, 생각이 날 듯 말 듯……'

분명 작년에 식물도감을 보고 이름을 찾았던 일이 떠오른다.

3월경쯤 2미터 정도의 키에 분홍 꽃이 화사하게 피는 나무다.

꽃 이름은 생각나지 않고 식물도감을 보고서 이름을 찾았던 일이 떠오르는 것이다. '음, 으음……' 하면서 길을 걷다가 갑자기 이름이 생각나 그만 웃고 말았다.

모과나무였다. 생각의 물꼬가 트이자, 함께 기억했던 정보가 술술 따라 나온다. 잘 익은 노란 열매가 마치 참외와 같아 '나무에 달리는 참외'라는 뜻의 '목과(木瓜)'가 모과가 되었다는 것, 모과 나무 열매는 모양에, 향기에, 맛에 3번 놀란다는 재미난 이야기도 떠오른다.

인간의 기억이란 참으로 묘한 구석이 있다. 이렇게 해서 또 하나의 꽃 이름을 기억한다. 꽃은 사계절 내내 피고 진다. 그만큼 기억할 것이 무궁무진하다는 이야기일 것이다.

비 오는 날,
신나게
걷기

★　　우리나라는 봄, 여름, 가을, 겨울이 뚜렷한 사계절이다.
그런데 장마철도 하나의 계절로 봐야 한다며 오계절이 더 정확한
표현이라고 주장하는 사람도 있다. 거의 한 달에 걸쳐 계속되는
이 시기를 독립적인 하나의 계절로 간주해야 한다는 주장에 나름
대로 일리가 있다고 생각한다.

꾸물꾸물한 날씨, 거뭇거뭇하게 피어나는 곰팡이, 축축하게 젖
어 있는 빨랫감이 먼저 떠오르는 계절이지만, 나는 장마철이 그다
지 싫지 않다.

집 안에만 콕 박혀 있으면 기분까지 우울해진다. 이럴 때는 오
히려 밖으로 나가는 것이 낫다. 비가 오면 우산을 쓰면 된다. 문제
될 건 아무것도 없다.

그렇다고 해서 비가 부슬부슬 내리는 날, 아무 목적도 없이 걷는다는 것은 왠지 서글프다. 나는 그럴 때면 나름대로 목표를 정한다.

'오늘은 책방에 들러 볼까.'

'국수가 먹고 싶은데, 좀 걷더라도 칼국숫집에 가 볼까.'

해물칼국수는 빗소리를 들으면서 후르륵 쩝쩝 요란하게 소리를 내며 먹으면 더 맛있다. 배가 고프지 않으면 분위기 있는 카페에 가 보자. 생각만 해도 커피향이 코끝을 간질인다.

비가 오는 날은 손님이 적어서 어딜 가도 친절하다. 손님들로 북적일 때는 주인장 얼굴 보는 것도 쉬운 일이 아니지만, 비가 오는 날에는 주인장이 먼저 다가와 말을 걸 때도 있다. 커피도 왠지 더 정성스럽게 볶아 주는 것 같아 기분이 좋아진다.

커피향이 그윽한 카페에서 서점에서 골라 온 책을 펼쳐 보자. 이렇듯 한가로운 시간을 보낼 수 있는 것은 비 오는 날에만 누릴 수 있는 사치다.

날씨가 맑은 날은 해야 할 일이 산더미처럼 떠올라 신선놀음을 할 만한 마음의 여유가 없다.

'날이 개면 논밭을 갈고 비가 오면 글을 읽는다'는 옛말이 있듯이, 차분한 마음으로 독서하기에는 비 오는 날이 제격이다. 그렇다고 집에서 뒹굴뒹굴하면서 책만 읽다 보면 몸에 곰팡이가 생길지도 모른다.

천천히 걸으면서 몸을 움직인다. 이 맛이 또 일품이다. 한가롭게 걷다 보면, 비 오는 날의 정취를 느끼려고 발품을 팔고 있는 동지(?)들이 이곳저곳에서 눈에 띈다.

비 오는 날, 집 밖에 나가서는 안 된다는 법은 어디에도 없다. 오히려 비 오는 날에만 맛볼 수 있는 기쁨과 즐거움이 있다.

'사랑은 빗물을 타고~'

얼렁뚱땅 작사 작곡해서 만든 노래를 흥얼거리며 빗속을 걷는다. 진흙탕 속을 신나게 걷다 보면 마음은 어느새 동심으로 돌아가 있다.

여름 숲
걷기

★ 나는 나가노에 '살롱 드 고릴라'라고 하는 작은 산장을 갖고 있다.

입이 거친 내 친구는 "살롱 드 고릴라? 고릴라가 주최하는 사교장(살롱)이라는 뜻인가?" 하며 곧잘 놀려대곤 한다. 친구의 해석대로다. 단, 내가 고릴라와 체형이 비슷해서 붙인 이름은 아니다. 고릴라와 나의 공통점이라면, 울창한 숲이 없으면 인간답게 혹은 고릴라답게 살 수 없다는 것이다.

울창한 숲에 경의를 표하려는 마음에서 '살롱 드 고릴라'라는 이름을 붙였다.

나는 여름날의 대부분을 이 산장에서 보낸다.

아직 원시림이 도처에 남아 있는 산장의 숲은 식물과 생물의 보고다. 새도 있고 곰도 산다. 원숭이도 다람쥐도 뛰어다닌다.

자연 속에 있으면 몸이 자연의 시간에 서서히 맞추어진다. 나는 지독한 아침형 인간이다. 아침에는 힘 좋은 수탉이지만, 저녁에는 병든 병아리나 다름없다. 나의 생체 리듬은 숲에 있으면 도드라지게 빛을 발한다.

여름에 성격이 급한 새는 새벽 5시부터 울어대기 시작한다. 하루의 콘서트가 막을 올리는 시간이다. 새소리가 들리면 눈이 반짝 떠진다.

얼음 같은 물로 세수를 하고 책상에 앉는다. 아침식사를 하기 전, 청아한 소리로 재잘대는 새소리를 들으면서 몇 시간 동안 글을 쓴다.

나는 자료를 조사할 때는 컴퓨터를 이용하지만, 글을 쓸 때는 컴퓨터를 멀리한다. 타다닥거리는 키보드 소리가 귀에 거슬리기 때문이다. 하지만 새소리는 조금도 거슬리지 않는다. 오히려 기분 좋은 배경음으로 들리면서 작업에 몰두할 수 있게끔 해 준다.

이른 아침에 기분 좋게 일을 시작하면 하루가 신나고 즐겁다. 오전 중에는 주로 산책을 한다. 이 시간은 사색의 시간이다. 오후 시간은 탐험의 시간. 숲의 이곳저곳을 탐험하고 먼 곳까지 발걸음을 옮겨 보기도 한다. 저녁에는 일찍 잠자리에 든다.

복잡한 도시에서는 이렇듯 자연의 시간에 맞춰 생활을 할 수 없다. 자연스럽게 흐르는 시간을 역행하는 유혹이 너무 많다. 24시간 불이 켜진 상점과 TV는 우리의 생체리듬을 바꿔 놓는다. 전날

밤, 유혹의 덫에 걸렸다 싶으면 어김없이 그 파장은 다음날 오후까지 이어진다.

충분히 수면을 취하지 않으면 뇌는 활발하게 움직이지 않는다. 뇌의 신경전달물질인 카테콜아민이 축적되지 않기 때문이다. 카테콜아민은 잠자는 동안 뇌에 쌓인다. 이것이 아침에 눈을 떴을 때 방출되어서 의욕을 불러일으키는 것이다.

잠이 보배라는 말이 있듯이, 숙면을 취한 다음날 아침에는 힘이 샘솟는다. 상쾌한 아침 시간에 집중해서 두뇌를 쓰는 것이 자연의 법칙에도 맞는다. 새벽에 머리를 썼다면, 아침을 먹은 뒤에는 몸을 움직인다.

이른 아침의 신비로운 햇살은 살아 있다는 기쁨을 온몸으로 만끽하게 해 준다.

자연의 리듬을 회복하고 싶다면, 여름 숲은 더할 나위 없는 장소다.

여름날,
초저녁
걷기

★　　　삼림욕을 즐길 만한 마음의 여유가 없다면 초저녁에 동네 한 바퀴를 도는 것도 좋다.

살인적인 무더위가 기승을 부리는 한여름에는 쓸 수 있는 시간대가 한정되어 있다.

집중이 잘 되는 아침 시간에는 주로 글을 쓰거나 생각을 정리하면서 시간을 보낸다. 찜질방처럼 푹푹 찌는 한낮에는 밖에 나가기가 쉽지 않다. 그러다 보면 걷기는 초저녁으로 물러난다. 사람 마음은 다 비슷해서 여름날 초저녁 거리는 산책하는 사람들로 북적거린다.

개를 데리고 산책하는 사람, 가벼운 조깅을 하는 사람도 눈에 띈다. 세상 이야기를 하면서 한가롭게 수다를 떠는 아주머니도 있다.

아스팔트의 뜨거운 열기가 여전히 남아 있지만, 천천히 걸으면 그다지 덥지 않다.

초저녁의 산책은 천천히 걷기가 포인트다. 왜냐하면 초저녁 산책에는 뇌를 쉬게 하는 효과가 있기 때문이다. 뇌의 정리 운동과 같은 것이다. 그날 하루 있었던 일을 되돌아보고, 내일 할 일을 느긋하게 세우기에 저녁 산책은 더할 나위 없이 좋다.

우리의 뇌는 24시간 쉬지 않고 풀가동하지는 않는다. 뇌가 가장 의욕에 불타는 시간은 아침이다. 아침에는 집중이 잘 되고 창의력이 샘솟는다. 뭔가 머리를 써야 할 일이 있다면 역시 아침이 최고다.

의욕이 넘치는 시간은 점심 식사 전까지 지속되다가, 오후 2시부터는 조금씩 감퇴하기 시작한다. 업무 시간에 하품이 쏟아지거나 꾸벅꾸벅 조는 것은 뇌의 자연스러운 리듬이다.

이럴 때는 아무리 집중을 하려고 해도 소용이 없다. 시간을 자유롭게 활용할 수 있는 사람이라면 잠시 낮잠을 자도 좋다. 몸도 뇌도 잠시 휴식을 취한 다음, 날이 저물면 하루의 마무리 운동을 위해 밖으로 나간다. 여름은 밤이 길어서 30분, 1시간 정도 천천히 걷는 것도 충분히 가능하다.

한여름에는 의외로 운동을 하지 않는 사람이 많은 듯하다. 하지만 움직이지 않고 늘어져만 있으면 신진대사가 떨어진다. 식욕이 없어져서 기운을 잃는 악순환에 빠지기 쉽다.

해가 진 뒤 선선한 시간대에 천천히 걸으면, 운동 부족도 해소되고 식욕도 생긴다. 밤에는 먹지 않는 것이 좋지만, 산책 정도의 가벼운 운동이라면 운동 후에 배가 고파져서 과식을 하지는 않을 것이다.

게다가 움직이지 않으면 밤에 잠이 오지 않는다. 열대야가 기승을 부리는 밤에 잠을 이루지 못하는 것만큼 짜증나는 일도 없다.

초저녁 산책은 천연 수면제 역할도 톡톡히 한다.

여름밤,
별을 헤면서
걷기

★   여름밤, 하늘에 총총 박힌 별을 헤아리면서 걸어 보는 것은 어떨까? 무수한 별들을 헤아리다 보면 그 압도적인 아름다움에 현기증이 인다. 바쁘게, 각박하게 사는 오늘날에는 더욱 그리워진다.

예전에는 하늘의 별을 세면서 걸을 때가 많았다. 내가 초등학교에 다닐 때는 또래 아이들 대부분이 하늘을 올려다보며 "저 별은 견우성, 저 별은 직녀성" 하며 바로바로 찾아내곤 했다.

지금은 어떨까? 칠월칠석 전설은 알아도 견우성과 직녀성을 바로 찾아낼 수 있는 사람이 과연 얼마나 될까? 밤하늘을 올려다보면서 별자리를 그릴 수 있는 사람이 몇이나 될까?

도시의 밤하늘에서 별이 사라지고 별에 대한 관심도 사그라지면서 플라네타륨(planetarium)도 자취를 감추었다. 슬픈 현실이다.

칠월칠석 즈음에 젊은이들과 이야기를 나누다, 견우성과 직녀성은 16광년이나 멀리 떨어져 있어서 하룻밤에 만나는 것은 불가능하다는 재미없는 대답을 들은 적이 있다. 하지만 모범 답안을 늘어놓는 그 젊은이도 견우성과 직녀성을 직접 본 적은 없다고 한다. 단지 지식으로만 알고 있을 뿐이다.

그런데 1년에 딱 한 번 만날 수 있다는 견우와 직녀는 정말 얼마나 멀리 떨어져 있을까? 수많은 까마귀와 까치가 머리를 맞대어 다리를 놓아 주었다는 '오작교'라는 다리는 얼마나 긴 다리일까?

견우와 직녀 사이에 놓인 16광년이라는 어마어마한 거리는 실제 두 개의 별을 봐야 실감할 수 있을 것이다.

빛은 1년 동안 약 9.5조 킬로미터를 달린다. 그 16배라고 하면 상상하기도 힘들 것이다. 그러나 우주의 척도로 잰다면 16광년은 결코 먼 거리가 아니다. 오히려 이웃사촌에 가까운 거리다.

견우성과 직녀성은 모두 일등성으로, 별이 잘 보이는 곳이라면 쉽게 찾을 수 있는 별이다. 별을 잘 볼 수 있는 곳을 알아 두었다가 여름밤 별 여행을 떠나보자.

밤하늘을 높이 올려다보면 일등성이 수놓는 커다란 삼각형이 보인다. 이 삼각형을 이루는 것이 백조자리의 데네브(Deneb), 거문고자리의 베가(Vega, 직녀성), 독수리자리의 알타이르(Altair, 견우성)다. 혹 어렴풋이 은하수가 보일지도 모른다.

지구와의 거리는 직녀 쪽이 더 멀리 떨어져 있다. 지구와 약 26광년 떨어진 직녀성을 오늘 밤 관찰했다면, 그 반짝임은 26년 전 직녀의 반짝임이다. '26년 전, 과연 나는 무엇을 하고 있었을까?'라는 생각을 하면서 별을 보고 있으면 만감이 교차한다.

지구와의 위치 관계로 따진다면 지금으로부터 1만 2000년 뒤, 지금의 북극성을 대신해 직녀성이 북극성이 된다고 한다. 과연 우리의 자손들은 북극성이 된 직녀를 바라볼 수 있을까? 생각은 날개를 달고 날아간다.

어제의 고민거리, 오늘의 근심거리로 마음이 편치 않을 때, 이것저것 다 잊어버리고 별 헤는 맘으로 산책을 나가 보자. 머릿속의 공간을 우주 모드로 돌리는 것이다.

분명 당신의 뇌는 용기와 위안을 얻을 수 있을 것이다.

가을날,
파란 하늘 보며
걷기

★   하늘이 높고 파란 가을에는 맛있는 도시락을 싸들고 소풍을 가 보는 건 어떨까?

야외에서 마음이 통하는 친구들과 도시락 먹는 재미는 직접 해 보지 않으면 알 수 없다. 기분 좋게 들판을 걷다가, 꼬르륵꼬르륵 소리를 잠재우는 도시락 맛은 일품이다.

도시락을 먹을 때는 즐겁게, 꼭꼭 씹어서 먹는 것이 좋다. 마치 소풍 가는 초등학생에게 주의를 주는 것처럼 들리겠지만, 화내지 말고 잠시 내가 하는 얘기를 들어 주기 바란다.

평소 바쁘게 사는 현대인은 소중한 식사 시간을 함부로 희생해 버린다. 아침에는 커피와 요구르트, 점심에는 우동, 저녁에는 소주 한 잔에 삼겹살 한 점이 고작이다.

특히 싱글들은 혼자서 뭔가를 만들어 먹는 게 귀찮다고 과자나 군것질거리를 식사 대용으로 삼는 사람도 있다. 영양상의 불균형도 문제지만, 이런 음식들은 천천히 씹지 않을 우려가 있다.

끼니를 적당히 때우고, 꼭꼭 씹어 먹지 않으면 치매에 걸릴 가능성이 높다.

따라서 가을날 기분 좋게 걷다가 기분 좋게 배고플 때, 꼭꼭 씹으며 먹는 기쁨을 맛보았으면 한다.

김밥도 괜찮고, 밥이랑 김치, 김만 있어도 된다. 꼭꼭 잘 씹어먹기만 해도 뇌에 수많은 정보가 전해져 뇌를 활성화시킨다.

앞에서 걸으면 다리 근육이 움직이면서 대량의 정보가 뇌에 전달된다는 이야기를 했다. 하지만 그 정보는 전체의 25%에 불과하다. 다리 근육만큼 크지는 않지만 손은 정교하게 움직이기 때문에 손가락만 움직여도 25%의 정보가 뇌에 전해진다. 합계 50%다. 그렇다면 나머지 50%는 무엇일까? 바로 턱이다.

음식을 씹을 때 턱에서 뇌로 전해지는 정보는 50%나 된다. 다리로 걷기, 손으로 잡기, 그리고 씹기를 통해 인간은 뇌를 발달시켜 왔다. 특히 그중에서도 '씹기'가 뇌를 활성화시키는 데 가장 중요한 비중을 차지하고 있는 것이다.

기분 좋게 걸어서 뇌를 자극했다면, 꼭꼭 씹기로 마무리하자.

가을 오후는 공기도 맛있다. 깨끗하고 맑은 공기도 흠뻑 마시면서 식사의 즐거움과 소중함을 다시 한번 생각해 보자.

가을,
서바이벌 걷기에
도전하기

★   가을은 장거리 걷기에 안성맞춤인 계절이다. 천고마비의 계절을 십분 활용해서 장거리 걷기에 도전해 보는 것은 어떨까?

자연재해가 발생했을 때, 집에 무사히 귀가하기 위한 서바이벌 게임과 같은 것이다.

도심에서 떨어진 교외에 살고 있는 사람이 시내 한복판에서 재해를 당했을 때, 자택까지 무사히 귀가할 수 있을까? 이런 생각을 하면서 한 번쯤 걸어 본 사람이 있을까?

이 이야기는 교외의 전원주택에 살고 있는 지인한테서 들은 이야기다. 시청에서 그의 집까지의 거리는 대략 60킬로미터 정도 떨어져 있다고 한다.

어느 가을날, 그는 시청역에서 출발해 교외에 있는 자신의 집을 향해 걷기 시작했다. 아침 일찍 상쾌한 가을바람을 맞으면서 걷는 기분은 정말 최고였다고 한다.

처음 출발했을 때는 지구 끝까지라도 갈 수 있을 것 같은 고조된 기분으로 걷기 시작했지만, 30킬로미터가 지나자 점점 지치기 시작했다. 무엇보다 발바닥에 생긴 물집 때문에 똑바로 걷기가 힘들었다. 뒤뚱뒤뚱 걷다가 보니 이번에는 발목 근육이 아프기 시작했다.

"그때부터 서바이벌 게임이 시작되었죠. 우선은 편의점에서 칼을 사고 약국에 들러 반창고와 약을 샀어요. 근처 공원에서 물집을 어떻게 해야 되겠다는 생각밖에 없었거든요."

임시방편으로 치료한 뒤 다시 걷기 시작했는데, 40킬로미터가 지나자 이번에는 고관절이 아파 오기 시작했다고 한다. 마지막 몇 킬로미터를 남겨 두고서는 다리를 질질 끌다시피 해서 14시간 동안의 서바이벌 걷기를 겨우 마쳤다고 한다.

편한 신발과 지도와 물 등 만반의 준비를 갖추더라도 두 번 다시는 걷고 싶지 않을 만큼 힘이 들었다고 한다.

천재지변으로 도로가 통제된다거나, 그보다 더한 악조건이 발생한다면 집에 무사히 돌아가지 못할지도 모른다. 그런 상황을 직접 경험해 본 것만으로도 충분히 의미가 있지 않을까?

단, 무리는 금물이다. 재해를 당했을 경우를 가정해서 미리 훈련을 해보는 것도 좋지만 무리하다가 몸을 망친다면 주객이 전도된 격이나 다름없다.

사전에 지도를 면밀히 살펴보고, 어디를 어떻게 걸어서 귀가하면 좋을지 파악한 뒤, 몇 차례로 나누어 걷는 것도 하나의 방법일 것이다.

결국 평소에 얼마나 꾸준히 많이 걸었느냐가 관건이 되겠지만, 유사시에 대비해 서바이벌 걷기에 도전해 보는 것도 색다른 걷기가 될 수 있을 듯하다.

12월의
거리를 누비며
걷기

★　　한 해를 마무리 하는 12월, 시끌벅적한 시내 한복판을 헤매고 다니는 것을 나는 좋아한다. 선물 꾸러미나 케이크를 든 손들이 하나 둘씩 눈에 띈다. 하나같이 무슨 약속이라도 있는 듯 종종걸음을 재촉한다. 이런 풍경들을 보고 있노라면 한 해의 마지막을 장식하는 연말연시를 절감하게 된다.

　도시의 빌딩 숲에서 사람 구경을 하면서 걷는 재미도 쏠쏠하다. 지나가는 사람을 구경하기에 12월보다 더 좋은 계절이 있을까.

　모든 이들이 저마다 목적지를 향해 걸음을 재촉하다 보니, 누군가 자신을 관찰하고 있다는 사실을 의식하지 못한다. 그래서 나는 마음 편하게 이리저리, 이 사람 저 사람, 사람들 표정을 보면서 거리를 걷는다.

잔뜩 찡그린 표정을 짓고 있는 저 아저씨는 아마 올 한 해 일이 잘 풀리지 않았으리라. 손을 호호 불며 구세군 냄비에 잔돈을 털어 넣는 저 학생은 정말 행복한 표정이다.

걸으면서 이 사람 저 사람의 사연을 상상해 보는 것도 참 재미있다.

사람은 더불어 사는 생명체다. 혼자서는 살 수 없는 존재인 사람이 사람 사는 일에 흥미를 잃었다는 것은 노화가 이미 진행되고 있다는 증거다.

저 사람은 지금 무얼 하려고 하는 것인지, 또 저 사람은 왜 저런 행동을 하려고 하는지 흥미를 갖는 행위는 우리의 뇌를 건강하게 만든다.

이렇게 쓰다 보니, "이 사람 참 할 일 되게 없는 사람인가 보군" 하고 투덜대는 독자의 목소리가 들리는 듯하다.

물론 나도 연말연시에는 보통 사람들처럼 바쁘다. 선물을 준비한다거나 뭔가 볼일이 있어서 시내에 나온다. 그럴 때 나는 그냥 걸음만 옮기는 것이 아니라 사람들을 관찰하면서 걷는다.

메모지를 들고 선물을 고르는 알뜰한 주부도 눈에 띄고, 휴대 전화로 부인에게 선물 목록을 호령하는 간 큰 아저씨도 보인다.

이렇게 사람 냄새 물씬 풍기는 겨울 거리를 나는 사랑한다. 그러니 12월에는 도심 한복판으로 달려 나갈 수밖에.

한겨울에
새 구경하며
걷기

★　　'버드워칭(birdwatching)은 겨울이 최고'라는 이야기를 친구에게 듣고 나서부터는 겨울만 되면 새를 찾아 쏘다닌다. 확실히 나뭇잎이 떨어져 앙상한 가지만 남은 겨울날에는 새를 발견하기가 그리 어렵지 않다.

까치나 뜸부기처럼 눈에 익은 새들이 나뭇가지에 앉아 편히 쉬고 있는 모습을 쉽게 볼 수 있다. 새를 관찰하고 있으면 재미있는 것이, 그들의 관심은 하늘에 있지 땅에는 없다는 사실이다. 대부분 고개를 약간 쳐들고 하늘을 바라보고 있다.

나무 근처로 걸어가도 나에게는 도통 관심 없다는 표정이다. 그러다 장난기가 발동해 손이라도 뻗치려고 하면 어느새 휠훨 날아가 버린다.

마치 내 마음을 훤히 꿰뚫고 있다는 듯 쏜살같이 사라진다. 굉장하군, 하고 감탄하고 만다. 나뭇가지에 계속 머물지, 아니면 날아갈 것인지 눈 깜짝할 사이에 결정해 버린다. 한순간의 주저나 망설임도 없다.

숲을 이리저리 걷다가 딱새를 발견하면 무척 반갑다. 참새 정도 되는 몸집에 배 아래쪽의 붉은 갈색이 눈에 확 띄는 새다. 그다지 진귀한 새는 아니지만, 겨울에 중국 대륙에서 날아오는 철새다. 조그마한 체구로 그토록 먼 길을 날아왔다는 생각을 하면 기특하기 그지없다.

번식지는 중국 서부, 아무르, 우수리 등이다. 어디에서 날아왔는지는 모르겠지만, 어쨌든 동해를 건너 일본 열도를 횡단해서 태평양 연안의 숲에 찾아온 것이다.

딱새가 눈에 띄면, "음, 먼 곳에서 오느라 힘들었지?" 하고 반가운 마음에 말을 건넨다. 내 말을 알아들었는지 나무 위에서 자꾸 고개를 숙이며 화답해 준다. 아마도 그런 습성이 있는 듯하다.

이름을 아는 새를 한 마리라도 발견하면, 버드워칭이 한결 재미있어진다. 동글동글한 귀여운 몸집과 배 쪽의 붉은 갈색에 마음이 홀려 카메라를 눌러대다 보면, 어느덧 뜻을 같이하는 동지를 만나게 된다.

"올해도 찾아왔네요" 하며 누가 먼저라고 할 것 없이 자연스럽게 말을 건넨다.

"저는 올해 처음 봤어요."

"저는 저기 저 앞산에서 며칠 전에도 봤답니다."

생판 처음 보는 남이라도 금방 친구가 된다.

그런데 저기 저 산이라, 바로 우리 집 뒷산이 아니던가! 등잔 밑이 어둡다는 말은 아마도 이런 경우를 두고 하는 말이리라. 나는 집에서 멀리 떨어진 곳에서 딱새를 찾아 헤맸던 것이다. 다음날부터 집 주변을 이 잡듯이 샅샅이 뒤졌지만 '개똥도 약에 쓰려면 없다'는 말처럼 새도 개똥도 보이지 않았다. 인생이란 아마도 이런 것이리라.

직박구리와 때까치에게 혹시라도 보면 가르쳐 달라고 부탁해 놓는다.

나는 이렇게 겨울을 보낸다.

참 그러고 보니 밀화부리라는 새를 처음 보았을 때의 감동을 잊을 수가 없다. 우리 집의 절반을 에워싸고 있는 숲 속에서 수많은 새들을 보았지만, 밀화부리와의 첫 만남은 지금도 잊을 수가 없다.

창가에서 꾸벅꾸벅 졸고 있을 때였다. 문득 눈을 떴을 때, 3미터가량 떨어져 있던 나뭇가지에 처음 보는 새가 사뿐히 앉아 있었다. 노란색의 도톰한 부리가 내 시선을 사로잡았다. 회색 몸통, 검은 머리와 꼬리. 날개에는 검은색에 흰 얼룩무늬가 있었다. 나는 당장 도감을 뒤졌다.

'가면을 쓴, 새벽에 우는 새'라는 설명을 읽으니, 화려한 가면 속에 가려진 진짜 얼굴은 어떤 표정일까 무척 궁금해졌다.

사계절의
바람을 맞으며
걷기

★　　나는 바람을 음미하면서 걷는 것을 좋아한다.

살랑살랑 봄바람도 좋고, 시원한 가을바람도 좋다. 여름의 고마운 바람도, 겨울의 훈풍도 어느 것 하나 놓칠 것이 없다.

매일 밥을 먹듯이, 사시사철 각기 다른 개성을 뽐내는 바람을 온몸으로 느끼며 걷는다. 그렇게 걷는 동안 뇌는 싱싱해진다.

계절을 감상하는 방법은 사람마다 다르다.

꽃을 좋아하는 사람이라면, 계절마다 옷을 갈아입는 꽃과 나무를 감상하면서 걸으면 된다. 애정을 갖고 바라보면, 나무와 꽃도 환한 미소로 보답할 것이다.

대부분의 꽃은 1년에 한 번밖에 피지 않기 때문에, 특정한 하나의 꽃을 감상할 수 있는 시간은 그리 많지 않다. 1년에 딱 한 번

밖에 만날 수 없다는 간절함을 떠올린다면, 꽃을 바라보는 시선이 좀 더 따뜻해지지 않을까? 호기심이 가득한 눈길로 꽃을 바라보면 온갖 꽃과 만날 수 있고, 자신이 모르는 꽃이 참 많다는 사실도 알게 된다.

주위의 사물에 관심을 갖기 시작하면, 이 세상 모든 사물에서 사계절을 읽을 수 있다.

구름도 주의 깊게 관찰하면, 계절에 따라 표정이 달라진다. 여름의 적란운이나 가을의 권적운 등 단지 바라보는 것만으로도 기분이 좋아지는 구름도 있다.

같은 구름이라도 보는 장소에 따라 다른 모습을 보여 준다. 바다 저편에 떠 있는 적란운은 웅장한 위엄을 자랑한다. 하지만 험한 산에 올랐다가 적란운을 만나면 혼쭐나기 십상이다.

소낙비구름이라는 별명에 걸맞게 적란운은 우박, 소나기, 천둥 따위를 동반하는 경우가 많다. 한겨울에 폭설을 뿌리는 구름도 바로 적란운이다. 이처럼 구름은 날씨를 예측하는 중요한 단서가 되기도 한다.

구름의 모양을 관찰하면서 한번 걸어 보자. 또 다른 기쁨을 맛보게 될지도 모른다.

이렇듯 어떤 일에 흥미를 갖기 시작하면 365일, 걷기가 즐거워진다. 지루할 틈이 없다.

이것저것 관심을 옮기면서 걷는 것도 강추!

식물의 모든 것을 샅샅이 연구하겠다는 부담감은 느낄 필요 없다. 식물 연구는 식물학자에 맡겨 두고, 사계절을 즐기면서 걸을 수 있는 소재를 찾아보자.

어떻게 요리할 것인가는 각자 취향에 따르면 될 터. 자신이 가장 좋아하는 양념을 찾아서 계절에 솔솔 뿌려 가며 걸어 보자. 당신은 아마도 늘 행복할 것이다.

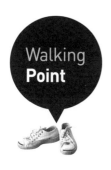

1 행복감은 뇌의 깊은 곳에서 피어올라 신경세포를 통해 뇌 전체에 골고루 퍼진다.

2 봄에는 따사로운 햇살을 벗 삼아 걸어라.

3 꽃 이름을 외울 수 있는 기회는 1년에 딱 한 번뿐! 귀한 시간을 소중히 여기자.

4 장마철에는 우산을 쓰고 마을 일주를 하자!

5 여름에는 이른 아침 시간을 활용해서 자연의 리듬을 200% 느껴라.

6 여름날 초저녁에는 천천히 걸으면서 뇌를 쉬게 하라.

7 한여름밤, 별을 헤면서 걷기! 우주 모드로 뇌를 확장시켜라.

8 가을에는 도시락 싸 가지고 소풍 가기! 꼭꼭 씹어 먹으면서 씹는 즐거움을 만끽하자. 씹으면 뇌가 활발하게 움직인다.

9 연말연시에는 사람 구경하면서 시내를 누벼 보자.

10 앙상한 나뭇가지에 새가 돋보이는 한겨울에는 새를 구경하자.

제5장

몸도 마음도 즐거운
행복한 걷기

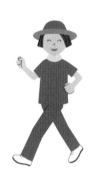

걸으면 뇌가 젊어진다.
꾸준히 걸어라.

— 오시마 기요시

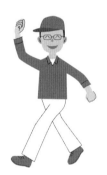

즐겁게 꾸준히
걷는 것이
최고의 걷기

★   끈기는 힘이다. 즐겁게 꾸준히 걸어 보자. 당신의 몸과 뇌가 젊어진다.

제5장에서는 꾸준히 걷기 위한 비결을 소개하고자 한다. 앞으로 걷기를 실천하려는 사람이나 걷기가 작심삼일로 끝나고 마는 사람들에게 좋은 참고가 되리라 확신한다.

꾸준히 걷기의 기본은 즐겁게 걷기다.

걷는 것이 몸에 좋다는 사실은 누구나 알지만, 꾸준히 하지 못하는 이유는 걷는 즐거움을 모르고 단지 걷기에만 집착하기 때문이다.

걷는 것이 의무감으로 느껴지면 날씨가 쌀쌀해지면 춥다는 핑계로 쉬고, 날씨가 더우면 덥다고 나가려고 하지 않는다. 따라서 우선은 즐겁게 걸을 수 있는 방법을 찾아내는 것이 급선무다.

집에만 있으면 화장도 하지 않고, 부스스한 머리에 10년은 더 늙어 보이는 것 같아서 걷기 시작했다는 한 여성이 있다. 예쁘게 화장을 하고 당당하게 걷는 자신의 모습을 보고 싶어서 걷기 시작했다는 이야기가 여성 독자라면 공감이 갈 것이다.

귀여워하는 강아지와 산책하는 것이 좋아서 걷기 시작한 사람도 있다.

마음이 맞는 사람이 삼삼오오 모여 같이 걷는 것도 재미있게 걷는 방법 가운데 하나다.

걷기를 즐기는 방법은 각자의 개성에 따라 다르다. 어떤 방법이든 자신이 원하는 방식대로 기분 좋게 걸으면 된다.

처음에 걷기를 시작하게 된 동기야 어찌 되었든 일단 걷기를 시작하면, 어느새 걷기 그 자체에서 즐거움을 느낄 수 있다. 걸으면서 즐기는 즐거움의 대상은 바뀔지언정, 걷는 즐거움은 변하지 않는다는 사실을 깨닫는다면, 당신은 이미 걷기 예찬론자다.

걷다 보면 쾌감이 온몸 구석구석 퍼져 간다. 걸음으로써 뇌가 자극을 받고, 잠자고 있던 호기심에 불이 반짝 켜지기 시작한다.

호기심에 불을 지피자. 호기심의 불꽃이 꺼지지 않게 수시로 장작을 넣어 주자.

호기심이 사그라지지 않으면 뇌는 결코 늙지 않는다. 뇌가 늙지 않도록 꾸준히 걸을 수 있다.

호기심이 왕성하면 실패나 부끄러움을 두려워하지 않는다. 일이 술술 풀리지 않더라도 하고 싶은 일은 해내고 싶고, 모르는 것은 배우려고 노력한다.

나는 여든 고개를 넘겼지만, 이 나이에도 모르는 것이 너무 많다는 사실이 너무너무 고맙고 행복하다.

모르는 것이 있으면 알고 싶다. 누군가 알고 있다면 찾아가서 묻고 싶다. 이것이 나의 또 하나의 즐거움이다.

몸짱이 된
모습을 상상하면서
걷기

★　‘유연한 뇌’라는 말이 한때 유행한 적이 있다. 유연한 사고는 뇌가 젊다는 증표이기도 하다.

마찬가지로 유연한 몸도 젊음의 상징이다. 노화가 진행되면 몸이 딱딱하게 굳어진다. 따라서 유연한 몸은 젊음의 바로미터라고 할 수 있다.

안타깝게도 걷는 것이 우리 몸을 유연하게 만들어 주지는 않는다. 걸으면 확실히 뇌는 부드러워지지만, 몸까지 유연해진다고 단정할 수는 없다.

여기서는 즐겁게 걷기 위한 비결 중 하나로 ‘유연한 몸 가꾸기’를 소개하고자 한다.

몸짱이 된 자신의 모습을 상상하면서 걸으면, 뇌도 좋아하고 몸도 좋아할 것이다.

그렇다면 유연한 몸이란 어떤 것일까? 한마디로 말하면 근육, 관절, 근(筋)이 부드러운 몸을 의미한다.

유연성을 유지하기 위해서는 스트레칭을 빼놓지 않고 하는 것이 중요하다. 적어도 걷기 전과 걷기를 마친 뒤에는 스트레칭을 겸한 준비운동 및 정리운동을 가볍게 해 준다. 준비운동과 정리운동의 구체적인 방법은 다음 고개에서 소개하기로 하겠다.

걸을 때뿐만 아니라, 하루에도 몇 번이고 무리하지 않는 범위 내에서 스트레칭을 해 준다.

스트레칭이라고 하면 어려운 요가 동작을 떠올릴지도 모른다. 그러나 이런 동작은 오히려 역효과를 낳는다. 무리하지 말고 자신이 할 수 있는 범위 내에서 스트레칭을 하는 것이 포인트다.

나는 '진향법(眞向法)'이라는 체조를 꾸준히 실천하고 있다. 전신의 혈액순환을 촉진하는 간단한 건강 체조인데, 천천히 몸을 구부리기 때문에 스트레칭 효과가 있다.

구체적인 방법을 소개하면 다음과 같다.

1. 앉아서 책상다리를 하고 발바닥을 붙인다. 등은 펴고 바른 자세를 취한다. 양 무릎을 손으로 눌러 바닥에 닿게 하면서 상체를 앞으로 천천히 숙인다. 배, 가슴, 얼굴이 바닥에 닿게 한다.
2. 양다리를 가지런히 앞으로 뻗고, 가슴과 등을 펴고 턱을 당

긴다. 허리를 앞으로 밀어내는 느낌으로 상체를 앞으로 숙인다. 가능한 한 얼굴이 발바닥에 닿게 한다.

3. 앞으로 뻗은 다리를 좌우로 150도 벌린다. 엄지발가락은 힘을 주고 세운다. 상체는 턱을 당기고 등은 편다. 그 상태로 상체를 앞으로 숙여서 얼굴, 가슴, 배가 닿게 한다.

4. 무릎을 꿇고 앉아서 엉덩이의 폭만큼 다리를 벌리고 그 사이에 엉덩이를 넣는다. 손을 뒤로 짚으면서 상체를 뒤로 눕힌다.

이 4가지 기본 동작을 반복하는데, 1회에 5분 정도만 해도 효과 만점이다.

나는 매일 아침저녁으로 꾸준히 해 오고 있다. 덕분에 다리를 쫙 벌리고 앉은 상태에서 몸을 앞으로 구부려 머리와 가슴을 바닥에 닿게 할 수 있다. 물론 처음부터 이런 유연한 자세가 나온 것은 아니다. 처음에는 다리를 벌리고 앉는 것 자체가 고통이었다.

천천히, 하지만 꾸준히 하는 동안 몸이 조금씩 부드러워진다.

꼭 진향법이 아니라도 상관없다. 자신에게 맞는 방법을 찾아 유연한 몸을 유지할 수 있는 운동을 꾸준히 해보자.

몸을 부드럽게 유지하면 오래오래, 즐겁게 걸을 수 있다.

뇌가 좋아하는
시간을 찾아서
걷기

★   뇌의 기능은 단지 사고만 하는 것이 아니다. 체온을 조절하거나, 신체 기관의 다양한 활동을 조절하기도 한다.

자신의 의지와는 상관없이 기능하는 뇌의 활동을 통해 생명이 유지되는 것이다. 이렇듯 무의식적으로 움직이는 뇌는 인류 역사의 태동기부터 면면이 이어져 온 일정한 리듬을 갖고 움직인다.

그 리듬이란 밤에 자고, 아침에 눈을 뜨고, 낮에 활동하는 것이다. 생각하는 뇌도 기본적으로 이 리듬에 따라 활동한다. 다만, 진화한 인간의 뇌는 의지력으로 자연의 리듬을 통제하는 일이 가능해졌다.

밤샘 작업을 한다든가, 다이어트를 한다고 식사를 거르는 것은 이 생명 리듬을 통제하는 것이다. 조금 과장되게 말하자면, 사색

하는 뇌가 생명을 관장하는 뇌를 통제하는 것이다. 이는 뇌의 활동으로서는 바람직하다고 할 수 없다. 그 증거로 밤샘 작업을 하거나, 끼니를 거르면 진정한 쾌감은 솟아오르지 않는다. 혹 쾌감을 느꼈다 하더라도 그 쾌감은 불가능한 일을 무리하게 해냈다는 잘못된 성취감으로, 사색의 뇌만이 느끼는 기쁨에 불과하다.

이런 일이 계속되면 생명 자체를 관장하는 뇌가 부실해지고 만다. 일찍 자고 일찍 일어나는 것은 인간의 생명 리듬에 맞는 생활 방식이다.

이를 뇌 활동 측면에서 살펴보자.

인간의 체온은 새벽 2시 정도에 가장 낮고, 이후 체온이 점점 올라가서 오후 2시 정도가 되면 가장 높아진다. 하루를 주기로 체온 조절이 이루어지고 있는 것이다. 체온이 낮을 때는 뇌의 혈류도 낮아서 활동이 억제된다. 뇌를 쉬게 하면서 신경전달물질을 축적하고, 낮 동안의 활동에 대비하는 것이다. 아침에 일찍 일어나서 몸을 움직임으로써 체온이 높아지고, 뇌 혈류도 활발해져서 뇌의 모든 부위가 활발하게 활동을 개시하게 된다. 특히 아침에는 잠자는 동안 분비해 둔 아세틸콜린과 도파민 등의 쾌감 물질이 방출되어 기분 좋게 몸을 움직이고 싶다는 마음이 생긴다. 의욕이 샘솟는 것이다.

체온을 올리기 위해서는 몸을 움직여야 한다. 그것도 가벼운 운동으로 서서히 체온을 올리는 것이 좋다. 아침에 하는 체조가 몸에 좋다는 것은 바로 이런 연유에서다. 아침 체조를 한 뒤 천천히 산보 정도의 가벼운 운동을 한다면 금상첨화다.

이렇게 체온이 올라가면서 뇌가 활발하게 활동을 개시하고, 오후 2시를 정점으로 서서히 떨어진다. 이것이 자연의 리듬이다.

이 리듬을 알아 두면 걷기에 적당한 시간을 가늠할 수 있다.

뇌의 활동이 떨어지는 오후, 각성 효과를 겨냥해 걷는 방법도 있다. 혹은 저혈압으로 체온이 올라가지 않는 사람은 아침 시간에 걸으면서 체온을 올리고, 뇌의 활동을 활발하게 하는 방법도 있다.

뇌가 좋아하는 시간을 찾아서 걷는 것이 꾸준히 걷기 위한 지름길이다.

준비운동,
정리운동으로
유연한 몸 가꾸기

★　　　보통 걷기 전에 워밍업은 해도, 걷기 후에 쿨다운(cool-down, 상승했던 몸의 온도를 정상 수치로 내려 주는 동작. 뛰면서 뭉친 근육을 풀어 주고 상승된 심박수를 차분하게 진정시킨다) 동작을 하는 사람은 많지 않다.

걷기 전의 스트레칭도 중요하지만 걷기 후의 스트레칭도 중요하다.

워밍업은 걷기 전에 몸을 따뜻하게 만들어서 근육이나 근, 관절을 부드럽게 풀어 준다.

등을 펴고 팔을 쫙쫙 펴 주거나, 몸을 앞뒤로 구부리거나, 허리를 돌리면서 몸의 각 부위를 유연하게 만들어 준다. 다리 근육을 폈다 구부렸다 하거나, 아킬레스건을 펴 주는 다리 운동도 필

수다.

이때 중요한 사항이 한 가지 있다.

혹 몸을 앞뒤로 구부릴 때, 반동을 이용해서 구부리지는 않는가? 반동을 이용하면 몸이 쉽게 구부러지는 느낌이 들지만, 유연한 몸을 만드는 데는 도움이 되지 않는다.

정확한 동작은 천천히 구부리면서 조금 뻐근하다고 생각될 때 멈추는 것이다. 근을 쫙 펴는 것이다. 그 자세를 10초에서 15초 정도 유지한다. 이때 숨을 멈추지 말고 호흡은 계속한다.

아킬레스건을 펴는 운동도 마찬가지로 반동을 이용하지 말고 근을 펴 준다는 마음으로 하는 것이 중요하다.

다리 근육을 굽혔다 펼 때도 무리하게 힘을 가하면 오히려 근육 통증을 유발할 수 있다. 운동은 천천히 반복하는 것이 기본이다.

또 한 가지! 운동을 할 때는 절대 타인과 비교하지 마라. 몸이 부드러운 사람이 있는가 하면 딱딱한 사람도 있다. 모든 사람이 무릎을 꼿꼿이 편 채 몸을 숙이면 손이 바닥에 닿는 것은 아니다. 자신의 몸 상태를 살펴 가면서 천천히, 꾸준히 하는 것이 중요하다.

그리고 마지막으로 쿨다운 동작을 한다. 그런데 쿨다운 동작은 과격한 근육운동을 한 뒤에 마무리로 하는 운동이므로, 정확하게 표현하면 몸을 이완시켜 주는 동작이라고 해야 할 것이다.

사용한 근육을 풀어 주고 원위치로 돌려 주는 것이다. 발가락을 돌리거나 발목을 돌리면서 근육의 피로를 덜어 준다. 동시에 몸 전체의 근육과 근도 펴 준다. 스트레칭은 운동 후에도 꼭 해 주어야 효과가 있다.

이처럼 워밍업부터 정리운동까지 모두 마무리되어야 즐거운 걷기가 완벽하게 끝나는 것이다. 단, 집에 돌아와서 바로 맥주를 들이킨다든지, 목욕탕으로 뛰어가는 것은 모처럼 한 운동의 효과를 반감시킨다.

준비운동, 정리운동이 꾸준히 걷기 위한 비결의 하나라는 사실을 꼭 기억하기 바란다.

준비운동,
정리운동을 하자

● **준비운동** : 가볍게 걷기를 5분 정도 한다. 스트레칭을 반드시
한다.

● **정리운동** : 가볍게 걷기를 5분 정도 한다. 무릎돌리기, 앉았다
일어서기, 스트레칭을 반드시 한다.

① 양팔 앞으로 뻗기

② 팔 엇갈려 당기기

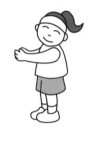

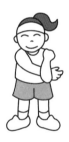

③ 팔 뒤로 하여 당기기

④ 상체 기울이면서 팔 뒤로 하여 당기기

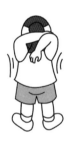

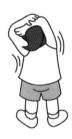

⑤ 팔 뒤로 뻗어 올리기

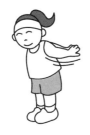

⑥ 상체 옆으로 돌리기

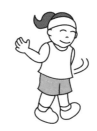

⑦ 상체 아래로 숙이기

⑧ 무릎 배 닿기

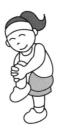

⑨ 뒤꿈치 엉덩이 닿기

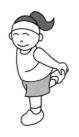

걷기 좋은
옷차림으로
걷기

★　　기분 좋게 걷고 싶다면 옷차림에도 어느 정도 신경을 쓰는 것이 좋다. 그렇다고 패션모델처럼 옷을 입으라는 이야기가 아니다.

여기에서 말하고 싶은 것은 옷을 입는 방법과 옷감의 소재다. 한겨울에 속옷 위에 두터운 스웨터 하나만 입고 산책을 나가면 체온이 올라갔을 때 낭패를 보기 십상이다. 스웨터를 벗으면 너무 춥고, 그렇다고 그냥 걷기에는 너무 더워서 이러지도 저러지도 못하다가 발걸음을 돌리고 만다.

얇은 옷과 두꺼운 옷을 겹쳐 입고서 체온이 올라가면 겉옷을 벗어서 조절하는 것이 좋다.

봄이나 가을에도 걸을 때는 겹쳐 입는 것이 좋다. 걸으면 체온이 올라간다. 한창 흥이 날 때, 땀이 나는 것이 신경 쓰여서 되돌아온다면 아쉬울 것이다. 따라서 더우면 벗고 추우면 입을 수 있는 옷차림으로 산책을 나가는 것이 바람직하다.

또 겨울에는 손이 시릴 때가 많다. 걸어도 손은 따뜻해지지 않는다. 이럴 때는 얇은 장갑을 끼고 걸으면 오케이! 주머니에 손을 넣고 걸으면 산책의 흥이 반감될 뿐 아니라, 혹 넘어졌을 때 위험하다.

그날의 기온이나 바람을 가늠하면서 옷차림을 준비하는 것이 뇌가 좋아하는 걷기법이다.

그렇다면 여름에는 어떻게 해야 할까?

물론 한여름 땡볕 아래서 산책할 사람은 없겠지만, 한낮이 아니라도 여름에는 걸으면 땀이 나게 마련이다. 땀이 나면 쾌적하게 걷기가 어렵다.

티셔츠 하나만 입고 걸으면 땀으로 흠뻑 젖은 셔츠가 몸에 딱붙어서 비 맞은 생쥐 꼴이 되고 만다. 땀에 젖은 옷을 입고 걷는 것을 좋아할 사람은 없을 것이다. 체온 조절 면에서도 바람직하지 않다.

요즘에는 땀을 빠르게 흡수하는 소재의 옷들이 많이 나와 있다. 통기성이 좋은 제품을 구입하고 싶다면, 등산용품 매장을 이용하라.

산을 타는 사람만 찾는 곳이라고 오해하기 쉽지만, 매장을 둘러보면 재미있는 눈요깃감이 많다. 속옷부터 셔츠, 바지까지 기후

조건에 맞추어 쾌적하게 걸을 수 있는 다양한 제품들이 구비되어 있다.

곰곰이 생각해 보면 등산도 산책도 모두 걷기가 기본이다. 쾌적하게 산에 오를 수 있는 소재라면, 쾌적한 산책이 가능한 것도 당연하다.

기분 좋게 걸을 수 있는 아이디어를 짜다 보면, 걷는 것이 더욱 즐거워질 것이다.

편하게
걷기 위한
도구 챙기기

★　　　그럼 이번에는 옷차림에 이어 편안하게 걷기 위한 도구를 챙겨 보자.

우선은 신발! 걷는 것이 좋아졌다면, 자신에게 맞는 운동화를 한 켤레쯤 마련하자.

모든 신발은 걷기 위해 존재한다. 하지만 하이힐처럼 멋을 내기 위해 신는 신발이 있는가 하면, 골프화처럼 잔디 위를 걷기 위해 존재하는 신발도 있다. 산을 오르기 위해서는 등산화가 필요하듯이, 용도에 맞는 다양한 신발이 있게 마련이다.

포장된 도로를 편하게 걸을 수 있는 워킹을 위한 신발도 있다. 워킹 슈즈는 걸을 때 발에 주는 부담을 분산 흡수한다. 그만큼 쾌적하게 걸을 수 있다.

다만, 가격이 만만치 않다. 값비싼 운동화를 사 놓고 걷지 않으면 그것만큼 낭비도 없다는 생각이 든다. 따라서 처음부터 고가의 신발을 사지 말고, 본인이 신던 스니커즈로 걷다가 차츰 걷기에 맛을 들이면, 그때 가서 근사한 워킹 슈즈를 장만하는 것이 좋다. 걷는 것이 습관이 되면 좀 더 편한 신발이 신고 싶어진다. 직접 신고 걸어 보면 장점을 바로 알 수 있다.

신발 이외에도 재미있는 도구가 몇 가지 있다. 우선은 만보기. 한 걸음씩 걸을 때마다 걸음 수가 기록되어서 총 몇 걸음이나 걸었는지 알 수 있다. 반대로 만보기를 사용하다 보면 자신이 얼마나 잘 걷지 않았는지 알 수 있어, 반성하는 계기가 되기도 한다.

요즘에는 만보기도 그 종류가 다양해서 정확한 리듬으로 걷지 않으면 한 걸음으로 계산되지 않는 것도 있고, 손목시계처럼 팔에 찰 수 있는 것도 있다. 얼마나 걸었는지 기록하는 데 도움이 되는 도구다.

앞에서 걷기에 좋은 옷차림을 구입할 때는 등산용품 매장을 이용하는 것이 좋다고 했는데, 매장에 가면 나침반도 구경해 보시라. 프로 산악인들이 쓰는 고가의 제품이 아니라도 괜찮다. 이 나침반이 또 색다른 즐거움을 준다.

나침반을 주머니에 넣고 걷는다. 지금 자신이 걷고 있는 방향이 어느 쪽인지, 머릿속으로 생각하고 있는 방향과 비교해 보는 것도 재미있지 않을까? 걸으면서 뇌에 재미있는 자극을 줄 수 있다.

머릿속에 지도를 그릴 때 나침반은 꽤 쓸모 있는 도구다.

수분은
충분하게 보충하며
걷기

★　　　예전에는 운동을 할 때 물을 마시면 몸에 좋지 않다고 수분 섭취를 기피했다. 혹독한 군대 행군 시에도 물을 마시지 않는 병사가 훌륭한 병사라고 칭찬받았다. 지금 생각해 보면 상당히 위험천만한 발상이다.

하지만 요즘은 수분을 보충하지 않으면 오히려 건강을 해친다고 경고하고 있다. TV로 축구 경기를 볼 때도 격렬하게 뛰는 선수들이 수분을 보충하고 있는 모습이 간간히 비친다.

운동을 할 때 수분 보급은 꼭 필요하다.

우리의 몸은 체중의 70%가 수분으로 이루어져 있다. 게다가 수분이 다양한 형태로 배설되고 있다는 사실을 감안한다면, 빠져나가는 양만큼 보충해 주어야 한다는 생각은 상식선에서 납득할 수 있을 것이다.

그렇다면 어느 정도의 수분을 보충해 주어야 할까? 우리의 몸이 하루에 필요한 수분의 섭취량은 2.6리터다. 이 가운데 1.2리터는 보통 식사를 통해 섭취한다. 그렇다면 나머지 1.4리터를 보충해 주어야 한다는 계산이 나온다. 하지만 한꺼번에 1.4리터를 마시면 효과가 나타나지 않는다. 조금씩 나누어서 마셔야 한다.

특히 아침에 눈을 떴을 때는 몸이 탈수 상태에 있다. 조금 과장하면 혈액 농도가 높아져서 질척질척한 상태다.

만약 아침에 산책을 즐기고 싶다면, 그전에 수분을 보급해 주어야 한다. 아침의 수분 보급은 혈액을 부드럽게 만든다.

이때 마시는 물은 따뜻한 물이 좋다. 냉수를 한꺼번에 들이키는 것보다는 따뜻한 온수를 조금씩 마시는 쪽이 흡수 면에서 효과적이다.

가벼운 산책이라면 걷기 전후의 약간의 수분 보충으로도 충분하지만, 조금 오래 걷고 싶다면 걷는 도중에 수분을 보충해 주는 것이 좋다. 걷다가 땀이 나면 혈중 농도가 진해진다.

목이 마르기 전에 조금씩 수분을 보충해서 가볍게 몸을 적시는 것이 효과적인 방법이다.

'오늘은 좀 멀리 가 볼까!' 하는 날에는 미리 마실 물을 준비해서 집을 나서자.

걷는 동안 수분을 틈틈이 섭취하는 것이 몸에 가장 좋다는 사실, 잊지 말자.

잘 먹고
잘 걷기

★　　　식사의 효용에 대해서는 앞에서 이미 얘기했다.

나는 걷기도 좋아하지만, 먹고 마시는 것도 아주 좋아한다. 맛있게 먹고 마시기 위해 걷고, 즐겁게 걷기 위해 먹고 마신다. 둘은 떼려야 뗄 수 없는 찰떡궁합이다.

끼니를 거르는 다이어트는 상상조차 하지 않는다. 먹지 않고서는 즐겁게 걸을 수 없다. 과식은 건강을 해치는 주범이지만, 뇌의 리듬에 맞는 생활을 하고 즐겁게 걸으면 과식과는 거리가 먼 생활을 할 수 있다.

과식의 원인은 대개 스트레스에서 비롯된다. 즐겁게 걷는 동안 스트레스는 단숨에 날아가 버린다. 먹는 것으로 스트레스를 풀겠다는 생각은 아예 하지 않는다.

과식과 마찬가지로 불균형한 식사도 몸에 좋지 않다. 그렇다고 임금님 수라상을 즐기라는 것이 아니다.

장시간 걷기로 땀을 줄줄 흘린 뒤 맥주 한 잔으로 식사를 끝낸다면, 이것이야말로 균형을 잃은 식사다. 이런 식사는 몸을 망가뜨린다.

잘 먹고 잘 걷는 것이 짝을 이루어야 건강한 몸과 뇌를 유지할 수 있다. 잘 걷는 것이 잘 먹는 것이고, 잘 먹는 것이 잘 걷는 일과 이어진다.

그렇다면 무엇을 먹으면 좋을까? 간단하다. 가리지 말고 뭐든지 잘 먹을 것!

호기심을 갖고 이것저것 먹어 보는 것이 건강식의 기본이다.

'가능한 한'이라는 단서를 살짝 붙인다면, 고기보다는 생선, 냉동식품보다는 제철 음식, 수입 음식보다는 우리 땅에서 나는 우리 먹거리가 몸에 좋다.

예로부터 신토불이라고 해서, 자기가 사는 땅에서 재배한 농산물이 자신의 몸에 가장 좋은 음식이라고 여겼다. 하지만 요즘 세상에 신토불이를 지키는 것은 여간 어려운 일이 아니다. 이를 고수하려면 신경을 곤두세워야 한다. 그렇게 되면 오히려 이것이 스트레스가 되어 몸을 해칠 수도 있다. 그래서 '가능한 한'이라는 단서를 붙였다.

오늘을 사는 현대인이 자국에서 잡은 생선만 먹고 채소를 먹는 생활은 꿈같은 일이다. 따라서 수입품이든 냉동식품이든 상관없

다. 정성스럽게 요리해서 꼭꼭 씹어 맛있게 먹으면 최고의 밥상이
된다.

음식을 소중히 여기지 않는 사람은 걷기 예찬론자가 될 자격이
없다고 나는 생각한다.

색다른
보법에
도전하기

★   색다른 보법에 도전하는 것도 꾸준히 걸을 수 있는 하나의 비결이다. 같은 동작을 되풀이하다 보면, 뇌에 전해지는 자극이 희미해진다.

단조로움을 피하기 위해 한 발을 들고 깡충깡충 걷거나 게처럼 옆으로 걸어 보는 것도 재미있다. 공원처럼 넓은 공간이 있는 곳에서는 뒤로 걷기를 시도해 보는 것도 좋다.

조금만 방법을 달리해도 뇌는 활발하게 반응한다.

우리는 보통 오른발을 앞으로 내밀 때는 왼손이 앞으로 나가고, 왼발이 나갈 때는 오른손을 앞으로 내밀면서 걷는다.

그런데 이 동작을 반대로 해보면서 걸어 보면 어떨까? 오른손과 오른발을 동시에 내미는 것이다. 혹은 왼손과 왼발을 함께 내

밀어 본다.

검도에서는 오른손과 오른발이 함께 나온다. 칼은 왼편 허리춤에 찬다. 걸을 때 오른손과 오른발이 함께 나오면 허리춤에 찬 칼을 바로 뽑을 수 있다. 이 보법이 주목을 끄는 이유는 허리와 고관절에 부담을 주지 않고 걸을 수 있기 때문이다.

시험 삼아 걸어 보면 알겠지만, 같은 방향의 손과 발이 동시에 나오기 때문에 허리를 구부리지 않고 편하게 걸을 수 있다. 또 한 가지 특징은 무릎을 구부려 발끝부터 착지한다. 결국 느릿느릿 큰 걸음을 내디디게 된다.

사람들이 많이 다니지 않던 옛날에는 이런 보법을 사용해서 자유롭게 걸을 수 있었지만, 사람들이 붐비는 시내 한복판에서 이렇게 걸으려면 상당한 용기가 필요하다. 따라서 공원이나 사람이 드문 곳에서 손과 발을 같은 방향으로 동시에 내밀며 걸어 보자.

양손을 뒤로 깍지 낀 다음, 어깨를 앞으로 내밀며 걷는 방법도 색다른 보법이다.

허리에도 좋고, 뇌에도 신선한 자극을 주는 색다른 보법에 도전해 보자.

전국 일주,
세계 일주를
목표로 걷기

★　　　그냥 걷기만 하는 건 너무 지루하다고 투덜대는 사람이 있다. 걸으면서도 성취감을 맛보고 싶어 하는 사람이다.

승부욕이 강한 사람을 위해 목표를 갖고 걸어 보는 방법을 하나 소개한다.

목표는 전국 일주. 이 방법은 실제로 전국 방방곡곡을 헤매는 것이 아니라, 지도상으로 전국을 유람하는 것이다.

먼저 만보기를 이용해 한 걸음당 몇 센티미터를 걸을 수 있는지 계산한다. 예를 들면 한 걸음에 60센티미터를 걸을 수 있다면, 1만 보에 6킬로미터를 걸을 수 있다는 계산이 나온다. 이렇게 해서 지도상으로 국토 횡단을 실현하는 것이다.

지인 가운데 지도상의 국토 횡단 탐험에 도전한 인물이 있었는데, 휴가 때는 경치 좋은 곳을 직접 걸어 보고 싶다고 했다. 지도 상의 시뮬레이션만으로는 성에 차지 않았으리라.

실제로는 집 주위를 5킬로, 6킬로미터 걸을 뿐이지만, 마음은 바닷바람을 맞으며 해안선을 따라 걷고 있는 것이다. 이런 상상을 하다 보면 어쩌면 당장 해변으로 달려갈지도 모른다.

다양한 아이디어를 짜내는 동안 지도상의 시뮬레이션도 흥미로 워진다. 예를 들면 옛 시인이 걷던 깊은 산속을 지도상으로 좇아 보는 것이다. 깊고 깊은 산속도 지금은 대개 차가 다니는 재미없는 국도로 변해 있다. 국도를 걷느니 차라리 조용한 동네를 산책하면 서 옛날의 정취를 상상해 보는 것이 훨씬 더 근사하지 않을까?

시간이 있을 때, 경치 좋은 곳만 뽑아서 실제로 걸어 볼 수도 있다.

시야를 넓혀서 하와이까지 걸어갈 수도 있다. 아니, 세계 일주 도 충분히 가능하다.

인간의 뇌는 걷는 행동 하나만으로도 무궁무진한 상상의 날개 를 펼 수 있다. 동네 한 바퀴를 돌고 있지만, 머릿속으로는 지구 한 바퀴를 돌 수도 있다.

처음에는 개미 걸음처럼 보잘것없는 거리일지도 모르지만, 이 것이 쌓이고 쌓이다 보면 세계 일주가 가능하다는 사실을 우리의 뇌는 알고 있다. 실제로 우리의 옛 조상들은 수십 년 동안 전국을 떠돌며 직접 지도를 제작했다.

그러고 보면 뇌도 대단하지만 발도 참 위대하다.

걷기 일지를
쓰자

걷기는 한 번 했다고 그 효과가 눈에 확연히 드러나지 않는다. 꾸준히 습관을 들여야 비로소 그 효과를 느낄 수 있다. 걷기 일지를 쓰면서 운동을 해야 하는 이유가 바로 이 때문이다. 바쁘고 피곤하다는 이유로 한두 번 걷기 운동을 소홀히 하다 보면 결국 걷기 운동을 지속적으로 하기 힘들다.

일지에는 많은 내용을 기록할 필요가 없다. 부담 없이 다음의 두 가지를 기본적으로 정리해 보자.

1. 실제로 걸은 시간, 걸음 수, 걸을 때의 기분 상태 등을 기록하는 것으로 충분하다. 혹시 걷기 후에 피로감이나 통증이 있을 경우 원인을 파악할 수 있는 방법이 되기도 하고, 일단 걷기 일지를 쓰지 않는 것보다 성취감이 크다는 사실만으로 걷기 일지를 쓰는 것은 의미가 있다.

2. 하루 동안 걸은 거리를 대략 계산해서 한 달 동안 그 거리의 총합을 내보면 자신이 서울에서 어디까지 걸었는지 그 거리를 계산할 수 있다. 성취감을 느낄 수 있는 재미있는 방법 중 하나다.

● 나의 걷기 기록

날짜	걸음 수	시간	거리(km)	운동 시 느낌	비고

취미를
살리면서
걷기

★   아웃도어 취미를 살리면서 걸어도 재미있게 꾸준히 걸을 수 있다.

버드워칭이 취미인 사람은 새를 찾기 위해 숲속을 헤매고 다녀야 한다. 새를 따라다니면 특별히 걷는 것을 의식하지 않아도 자연스럽게 걷게 된다.

마찬가지로 사진을 좋아하는 사람이라면 자연 풍광이 좋은 곳을 찾아 전국을 돌아다닐 것이다. 스케치가 취미인 사람 역시 이곳저곳을 누비며 걷는다.

넓게 보면 윈도쇼핑도 일종의 아웃도어 취미라고 할 수 있다. 도심 한복판의 공기는 그다지 좋지 않지만, 눈을 즐기면서 천천히 걸으면 뇌는 활성화된다.

나는 장 보러 갈 때도 걷기의 즐거움을 십분 발휘한다. 집 근처에서는 절대 쇼핑을 하지 않는다. 큰 배낭을 짊어지고 편도 7, 8킬로미터나 되는 거리를 일부러 걸어간다. 오후 대부분의 시간을 걷기에 할애하는 것이다.

그러나 장보기는 구실이고 진짜 목적은 장거리 산보다. '맛있는 것을 사러 걸어간다.' 단순한 이 일이 내 마음을 두근거리게 한다.

하지만 걷기가 생활의 중심이 되다 보면 매일 조금씩 멀리까지 나가서 장을 보는 것도 하나의 즐거운 취미가 된다.

냉장고 안을 샅샅이 뒤지면서 '오늘은 뭘 해 먹을까?' 궁리하는 것도 재미있고, 걸으면서 그리고 시장을 헤집고 다니면서 '오늘은 뭘 만들어 먹을까?' 생각하는 것도 또 하나의 즐거움이다.

취미와 함께하는 걷기는 신바람이 난다.

걷는 동안, 취미 생활의 폭도 더욱더 넓어진다.

즐겁게

유쾌하게

걷기

★ 　　걷는 즐거움은 거의 본능에 가까운 기억으로 우리의 뇌에 새겨져 있다. 따라서 걷기가 즐겁지 않을 때는 동물적인 본능이 고개를 숙이고 있을 때일지도 모른다.

몸이 아프다거나, 고민거리가 있다거나, 걷는 것이 즐겁지 않은 원인이 반드시 있게 마련이다. 이럴 때는 무리하지 않는 것이 좋다.

즐겁게 걷는 것이 으뜸이기 때문에 신이 나지 않으면 발걸음을 돌린다. 절대로 무리하지 않는 것이 꾸준히 걷기 위한 포인트다. 걷다가 더 이상 기분이 내키지 않으면 버스를 타면 된다. 산책을 나왔다고 해서 처음부터 끝까지 걸을 필요는 없다.

이것은 몸에도 뇌에도 바람직하지 못한 일이다.

마찬가지로 걷고 싶지 않을 때는 무리하게 걸을 필요가 없다. 다만, 이럴 때는 집안에서 가벼운 스트레칭으로 몸을 푸는 것이 좋다.

아무런 흥미도 없이 단지 발걸음만 옮기는 동작으로는 뇌를 자극할 수 없다. 아무런 정보도 뇌에 도달하지 않는다. 이럴 때는 그 나름의 이유가 있게 마련이다.

이러한 상태는 자각하기 힘들다. 따라서 이럴 때는 무의식의 목소리에 주의를 기울일 필요가 있다. 어느 정도 걷기에 익숙해진 사람은 특히 그렇다.

걷기에 익숙해지면 걷는 즐거움을 충분히 알고 있다. 그럼에도 불구하고 기분이 영 내키지 않을 때는 뇌에서 걷기 싫어하는 이유가 있는 것이다.

이때도 무의식의 목소리와는 상관없이, 지의 사령탑인 전두연합령에서는 정해진 일을 정해진 스케줄대로 이행하고 싶어 한다.

'뭔가 시작했으면 꾸준히 해야지. 게으름 피우면 안 돼!' 하며 자신을 채찍질하는 것이다.

그러나 갈등을 한다는 것 자체가 이미 뇌가 원하지 않고 있다는 증거다.

이럴 때는 무리하지 않는 것이 좋다. 아등바등하지 않기, 무리하지 않기가 꾸준히 걷는 비결이다.

즐겁게, 유쾌하게 걸어라. 이것이 걷기 예찬론자가 되는 지름길이다.

걷기 관련 단체

대한걷기 연맹 https://www.walking.kr
대한걷기협회 https://www.walk4all.or.kr
늘푸른나무 https://www.eg-tree.net

걷기 동호회

■■ 다음 카페

인생길 따라 도보여행
cafe.daum.net/dobojourney

산들산들 산들걷기
cafe.daum.net/hikluv

마음길따라 도보여행
cafe.daum.net/iyagisesang

나를 찾아 길 떠나는 도보여행
cafe.daum.net/walkabouts

금수강산 길 따라 걷기
cafe.daum.net/walkingjourney

걷기클럽
https://cafe.naver.com/walkingclub

숲을 찾는 사람들
https://cafe.naver.com/forestwalking

맨발걷기 시민운동본부
https://cafe.naver.com/walkingbarefoot

더불어 함께 걷는 숲
https://cafe.naver.com/theforestroad

걷기 다이어트
https://cafe.naver.com/walkingdiet1

옮긴이 _ 황소연

대학에서 일본어를 전공하고 첫 직장이었던 출판사와의 인연 덕분에 지금까지 10여 년간 전문 번역가로 활동하면서 〈바른번역 아카데미〉에서 출판번역 강의도 맡고 있다.

어려운 책을 쉬운 글로 옮기는, 그래서 독자를 미소 짓게 하는 '미소 번역가'가 되기 위해 오늘도 일본어와 우리말 사이에서 행복한 씨름 중이다.

옮긴 책으로는 《젊은 뇌로 돌아가는 두뇌훈련 30》, 《내 몸 안의 생명원리 인체생물학》, 《내 몸 안의 지식여행 인체생리학》, 《내 몸 안의 작은 우주 분자생물학》, 《내 몸 안의 주치의 면역학》, 《내 몸안의 두뇌탐험 신경정신의학》, 《유쾌한 공생을 꿈꾸다》, 《우울증인 사람이 더 강해질 수 있다》 등 다수가 있다.

걸을수록 뇌가 젊어진다

3판 1쇄 인쇄 | 2022년 11월 1일
3판 1쇄 발행 | 2022년 11월 8일

지은이 | 오시마 기요시
옮긴이 | 황소연
펴낸이 | 강효림

편집 | 민형우
표지디자인 | 디자인 봄바람
내지디자인 | 채지연
마케팅 | 김용우

종이 | ㈜한서지엽
인쇄 | 한영문화사

펴낸곳 | 도서출판 전나무숲 檜林
출판등록 | 1994년 7월 15일·제10-1008호
주소 | 10544 경기도 고양시 덕양구 으뜸로 130
위프라임트윈타워 810호
전화 | 02-322-7128
팩스 | 02-325-0944
홈페이지 | www.firforest.co.kr
이메일 | forest@firforest.co.kr

ISBN | 979-11-88544-91-2 (13510)

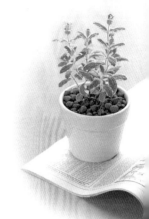

전나무숲 건강편지 를
매일 아침, e-mail로 만나세요!

전나무숲 건강편지는 매일 아침 유익한 건강 정보를 담아 회원들의 이메일로
배달됩니다. 매일 아침 30초 투자로 하루의 건강 비타민을 톡톡히 챙기세요.
도서출판 전나무숲의 네이버 블로그에는 전나무숲 건강편지 전편이 차곡차곡
정리되어 있어 언제든 필요한 내용을 찾아볼 수 있습니다.
http://blog.naver.com/firforest

 '전나무숲 건강편지'를 메일로 받는 방법 forest@firforest.co.kr로 이름과 이메일 주소를
보내주세요. 다음 날부터 매일 아침 건강편지가 배달됩니다.

유익한 건강 정보,
이젠 쉽고 재미있게 읽으세요!

도서출판 전나무숲의 티스토리에서는 스토리텔링 방식으로 건강 정보를
제공합니다. 누구나 쉽고 재미있게 읽을 수 있도록 구성해, 읽다 보면 자연스럽게
소중한 건강 정보를 얻을 수 있습니다.
http://firforest.tistory.com

스마트폰으로 전나무숲을 만나는 방법

네이버 블로그   다음 블로그